陕西省高职高专技能型人才培养创新实训教材

人体解剖学与组织胚胎学实验与学习指导

主　编　张文信　张晓东

副主编　姚荣中　陈天虎　王小峰

编　者　（按姓氏笔画排序）

马娟娟（商洛职业技术学院）

王小峰（渭南职业技术学院）

杨　妮（渭南职业技术学院）

张文信（渭南职业技术学院）

张辛负（渭南职业技术学院）

张晓东（商洛职业技术学院）

陈天虎（宝鸡职业技术学院）

姚荣中（汉中职业技术学院）

U0282106

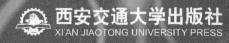

西安交通大学出版社

XI'AN JIAOTONG UNIVERSITY PRESS

图书在版编目(CIP)数据

人体解剖学与组织胚胎学实验与学习指导/张文信,张晓东主编.—西安:
西安交通大学出版社,2017.6(2023.9 重印)
陕西省高职高专技能型人才培养创新实训教材
ISBN 978-7-5605-9659-4

Ⅰ.①人…　Ⅱ.①张…②张…　Ⅲ.①人体解剖学-实验-高等职业教育-
教材 ②人体组织学-人体胚胎学-实验-高等职业教育-教材　Ⅳ.①R32-33

中国版本图书馆 CIP 数据核字(2017)第 103291 号

书　　名	人体解剖学与组织胚胎学实验与学习指导
主　　编	张文信　张晓东
责任编辑	王银存　张永利

出版发行	西安交通大学出版社
	(西安市兴庆南路 1 号　邮政编码 710048)
网　　址	http://www.xjtupress.com
电　　话	(029)82668357　82667874(市场营销中心)
	(029)82668315(总编办)
传　　真	(029)82668280
印　　刷	西安日报社印务中心

开　　本	787mm×1092mm　1/16　印张 13.75　字数 331 千字
版次印次	2017 年 6 月第 1 版　　2023 年 9 月第 7 次印刷
书　　号	ISBN 978-7-5605-9659-4
定　　价	30.00 元

如发现印装质量问题,请与本社市场营销中心联系。
订购热线:(029)82665248　(029)82667874
投稿热线:(029)82668803
读者信箱:med_xjup@163.com

陕西省高职高专技能型人才培养创新实训教材
建设与编审委员会

前　言

　　人体解剖学与组织胚胎学是研究正常人体形态结构的科学，是一门重要的医学基础课程，内容丰富，医学名词多，学习难度大，理论联系实际非常重要。实验教学是整个教学过程中非常重要的环节，是贯彻理论联系实际的重要步骤。本书在内容上本着实用为先、够用为本的原则，注重实用性、系统性和科学性的统一，从而帮助学生在有限的学习时间内掌握本专业必需的人体解剖学和组织胚胎学的基础知识。

　　本书共分为上、下两篇。上篇为实验指导，下篇为学习指导。建议安排54学时，其中系统解剖学38学时，组织学与胚胎学16学时。每个实验均介绍了实验目的、实验材料、实验内容，每一章附有知识结构和练习题。本书内容简洁，重点突出，便于学生更具体、形象地理解、认识和掌握人体的重要结构，培养学生分析问题、解决问题的能力。

　　本书可供高职高专层次的护理、助产、临床医学、口腔医学、药学、中医学、针灸推拿、康复治疗技术、医学检验技术、医学影像技术等专业使用。在使用过程中，各院校可依据专业人才培养方案和教学资源情况，对教材取舍应用。

　　本书在编写过程中得到了商洛职业技术学院、汉中职业技术学院、宝鸡职业技术学院、渭南职业技术学院和西安交通大学出版社的大力支持。尽管我们十分尽心，但书中难免有疏漏或不足之处，希望各院校师生在使用过程中提出宝贵意见，以便进一步修订提高。

编者
2017 年 3 月

目　　录

上篇　实验指导

下篇 学习指导

上 篇

实 验 指 导

第一部分　系统解剖学

第一章　运动系统

实验一　骨学总论、躯干骨、颅骨

【实验目的】

1. 掌握：躯干骨的组成和重要骨性标志，椎骨的一般形态及各部椎骨的主要结构特征，脑颅骨和面颅骨的组成、名称及位置，翼点的形成、位置及临床意义，颅的整体观。

2. 熟悉：骨的分类、构造，骨的化学成分和理化性质，胸骨和肋的形态，新生儿颅的特征和出生后的变化。

【实验材料】

人体全身骨架标本，骨纵切面标本，长骨、短骨、扁骨和不规则骨标本，脱钙骨和煅烧骨标本，椎骨、胸骨和肋标本及挂图，完整的颅骨标本，成套分离颅骨标本，彩色颅骨标本或模型，颅水平切面和正中矢状切面标本，新生儿颅标本。

【实验内容】

（一）骨学总论

1. 骨的形态：在人体全身骨架上观察骨的形态，区分长骨、短骨、扁骨和不规则骨。

（1）长骨：多分布于四肢。

（2）短骨：手的腕骨和足的跗骨。

（3）扁骨：分布于颅顶、胸部和盆部。

（4）不规则骨：主要分布于躯干、颅底和面部。

2. 骨的构造：在骨纵切面标本上观察。

（1）骨膜：覆盖于骨表面的结缔组织膜，在关节面上无骨膜。

（2）骨质：骨密质分布于骨的表面，骨松质位于骨的内部。扁骨由内、外两层骨密质板中间夹着一层骨松质构成。颅盖骨的骨松质称为板障。

（3）骨髓：充满在骨髓腔和骨松质的网眼内。

3. 骨的化学成分及理化性质。

（1）观察经稀盐酸脱钙后的骨标本，由于无机质已溶解，骨非常柔软而具有弹性。

（2）观察煅烧的骨标本，只含无机质，骨非常松脆、失去弹性。

（二）躯干骨

躯干骨包括椎骨、肋和胸骨。

1. 椎骨的一般形态：取分离椎骨标本观察。

（1）椎体：位于椎骨的前方，呈短圆柱形。

（2）椎弓：位于椎体的后方，椎体与椎弓共同围成椎孔。椎弓与椎体相接的部分称椎弓根，其上方有较浅的椎上切迹，下方有较深的椎下切迹，椎弓的后部称椎弓板。从椎弓板上发出7个突起：横突1对，上关节突1对，下关节突1对，棘突1个。

（3）在人体完整骨架标本上观察：所有椎骨椎孔相连，则形成椎管。相邻的椎上、下切迹围成椎间孔。

2. 各部椎骨的主要结构特征。

（1）颈椎：在颈椎标本上观察。横突上有横突孔，棘突末端分叉（第1、7颈椎除外）；第1颈椎呈环形，无椎体、棘突和关节突。第2颈椎椎体上方伸出一个齿突。第7颈椎棘突特别长，为计数椎骨的重要标志。

（2）胸椎：在胸椎标本上观察。椎体两侧有上肋凹和下肋凹，横突末端有横突肋凹，棘突斜向后下方。椎体似心形，呈圆形。

（3）腰椎：在分离腰椎标本上观察。椎体最大，棘突呈板状，水平后伸，故棘突间隙较大，临床上常将腰椎棘突间作为穿刺部位。

（4）骶骨：在骶骨标本上观察。骶骨底前缘向前突出称骶骨岬，前面光滑略凹，可见四对骶前孔；后面粗糙隆凸，中线上有骶正中嵴，两侧有四对骶后孔。骶正中嵴下方有骶管裂孔，此孔的两侧有骶角。骶管裂孔向上通骶管，侧部的外侧有耳状面，骶骨尖向下与尾骨相连。

3. 胸骨：在全身骨架标本上观察。胸骨位于胸前壁正中，自上而下辨认胸骨柄、胸骨体和剑突三部分。胸骨柄上缘中部有颈静脉切迹，胸骨柄和体相接处稍向前突，称胸骨角。在分离的胸骨标本上观察胸骨体外侧缘，确认2~7肋切迹。

4. 肋：具体如下。

（1）在完整骨架标本上观察：肋由肋骨和肋软骨组成，共12对。第1~7对肋的前端与胸骨相连。第8~10对肋的肋软骨依次连于上位肋软骨，形成肋弓。第11、12肋前端游离。

（2）在分离肋骨标本上观察：肋骨后端膨大称肋头，肋头外侧稍细的部分称肋颈，再转向前方为肋体，颈体交界处的后外侧有肋结节，肋体内面下缘处有一浅沟称肋沟。

5. 躯干骨的重要骨性标志。

（1）胸骨角：是计数肋序的重要标志。

（2）肋弓：是临床上腹部触诊的重要标志。

（3）骶管裂孔：是脊髓骶管麻醉穿刺的部位。

（4）第 7 颈椎棘突：可作为确定椎骨棘突序数的标志。

（三）颅骨

1. 颅骨的组成：在完整颅骨标本或模型上观察脑颅骨和面颅骨的组成、名称和位置。

（1）脑颅骨：位于颅的后上部，有 8 块，脑颅骨围成颅腔，容纳脑。不成对的脑颅骨有额骨、筛骨、蝶骨、枕骨。成对的脑颅骨有顶骨、颞骨。

（2）面颅骨：位于颅的前下部，有 15 块，构成面部支架，容纳视觉、嗅觉和味觉器官。成对的面颅骨有上颌骨、颧骨、鼻骨、泪骨、腭骨、下鼻甲。不成对的面颅骨有梨骨、下颌骨、舌骨。

2. 颅的整体观。

（1）颅的上面观：在完整颅骨标本或模型上观察颅顶，额骨与顶骨之间的缝称冠状缝，两顶骨之间的缝称矢状缝，顶骨与枕骨之间的缝称人字缝。确认颅盖的外板、板障、内板三层结构。

（2）颅的侧面观：在完整颅骨标本或模型上观察，颅的侧面中部有外耳门，外耳门后方向下突起为乳突，外耳门前方为颧弓，颧弓上方为颞窝，颞窝下方为颞下窝。①确认颞窝内额骨、顶骨、颞骨和蝶骨 4 骨相交呈"H"形，称翼点。②确认翼腭窝的位置及其交通，颞下窝内有三角形裂隙称翼腭窝，此窝可通向眶腔、鼻腔、口腔、颅腔。

（3）颅的前面观：在完整颅骨标本或模型上观察，颅的前面中部有一对容纳眼球的眶和位于其间的骨性鼻腔，下方为骨性口腔。①眶：略呈四面锥体形腔，后方的眶尖有视神经管，前方的眶底称眶口，其上、下缘分别称眶上缘和眶下缘。在眶上缘确认眶上切迹或眶上孔，眶下缘中点下方确认眶下孔。内侧壁前下部有泪囊窝，此窝向下经鼻泪管通鼻腔；下壁中部有眶下沟，此沟向前经眶下管通眶下孔；外侧壁最厚；在上壁的外侧确认泪腺窝。②骨性鼻腔：在颅正中矢状面标本上观察骨性鼻腔外侧壁，确认上、中、下鼻甲，上、中、下鼻道。在上鼻甲和蝶骨体之间确认蝶筛隐窝。③骨性口腔：由上、下颌骨构成，重点观察口腔上壁即骨腭。

（4）颅底外面观：在完整颅骨标本或模型上观察，颅底外面高低不平，结构复杂，孔裂甚多，可通过两侧关节结节连线分前、后两区。①前区：由前向后确认牙槽弓、牙槽、骨腭、切牙孔、腭大孔、鼻后孔。②后区：确认下颌窝、关节结节、枕骨大孔、枕外隆凸、枕髁、舌下神经管外口、颈静脉孔、颈动脉管外口、茎突、乳突、茎突孔及破裂孔。

（5）颅底内面观：在完整颅骨标本水平面上观察，颅底内面高低不平，呈阶梯状，由前向后分为 3 个窝。①颅前窝：正中有一突起称鸡冠，两侧的水平骨板称筛板，筛板上有筛孔。②颅中窝：确认颅中窝正中的垂体窝，此窝的前方为交叉前沟；后方为鞍背；颅中窝两侧由前向后依次为眶上裂、圆孔、卵圆孔和棘孔。在卵圆孔和棘孔的后方确认颞骨岩部。③颅后窝：确认中央的枕骨大孔，孔的前方平坦斜面称斜坡，孔的后"十"字形隆起称枕内隆凸，此凸向两侧有横窦沟，继续转向前下称乙状窦沟，经颈静脉孔出颅。

（四）活体摸认

在活体上相互摸认以下结构：枕外隆凸、乳突、眉弓、眶上缘、眶下缘、颧弓、下颌角、髁突。

（张文信）

实验二　四肢骨

【实验目的】

1. 掌握：上肢骨、下肢骨的组成及其重要骨性标志，锁骨、肩胛骨、肱骨、尺骨和桡骨的形态结构，髋骨、股骨、髌骨、胫骨和腓骨的形态结构。

2. 熟悉：手骨、足骨的组成。

【实验材料】

全身完整骨架标本，上、下肢骨标本，骨盆模型，手骨、足骨标本，四肢骨挂图。

【实验内容】

（一）上肢骨

1. 锁骨：在游离锁骨标本上结合骨架观察。锁骨位于颈部和胸部之间，内侧端粗大称胸骨端，外侧端扁平称肩峰端。上面光滑，下面粗糙。内侧2/3凸向前，外侧1/3凸向后。

2. 肩胛骨：在肩胛骨标本上结合骨架观察。前面有肩胛下窝，后面有肩胛冈、冈上窝及冈下窝。上缘外侧有肩胛切迹和喙突。外侧角有关节盂，上角平对第2肋，下角平对第7肋。外侧缘较厚，内侧缘薄锐。

3. 肱骨：在肱骨标本上结合骨架观察，位于臂部，分一体两端。在肱骨上端确认肱骨头、解剖颈、大结节、小结节、大结节嵴、小结节嵴、结节间沟和外科颈。在肱骨体上确认三角肌粗隆和桡神经沟，在下端确认肱骨滑车、内上髁、尺神经沟、肱骨小头、外上髁和鹰嘴窝。

4. 桡骨：在桡骨标本上结合骨架观察，位于前臂的外侧，分一体两端。在上端确认桡骨头、环状关节面、桡骨颈和桡骨粗隆。在下端确认尺切迹、腕关节面、桡骨茎突。

5. 尺骨：在尺骨标本上结合骨架观察，尺骨位于前臂的内侧，分一体两端。在上端确认冠突、鹰嘴、滑车切迹、桡切迹和尺骨粗隆，在下端确认尺骨头和尺骨茎突。

6. 手骨：在完整手骨标本上观察 8 块腕骨之间的位置关系。①近侧：手舟骨、月骨、三角骨和豌豆骨；②远侧：大多角骨、小多角骨、头状骨和钩骨；③确认掌骨头、掌骨体、掌骨底；④确认指骨底、指骨体和指骨滑车的形态结构。

7. 上肢骨的重要骨性标志。

（1）肩峰：肩部的最高点，是测量上肢长度的定点。

（2）肩胛下角：对应第 7 肋，是确定肋骨序数的标志。

（3）肱骨的内上髁、外上髁与尺骨的鹰嘴。

8. 在活体上相互摸认：锁骨，肩胛冈，肩峰，肩胛下角，肱骨内、外上髁，鹰嘴。

（二）下肢骨

1. 髋骨：在游离髋骨标本上观察。髋骨由髂骨、坐骨和耻骨组成，三骨的体融合处有一深窝为髋臼。

（1）髂骨：位于髋骨的后上部，分体和翼两部。髂骨翼上缘为髂嵴，其前端为髂前上棘，后端为髂后上棘。髂嵴前外侧突起称髂结节，髂骨翼内面称髂窝，窝下界为突出的弓状线。

（2）坐骨：位于髋骨后下部，重点确认坐骨结节、坐骨大切迹、坐骨小切迹、坐骨棘。

（3）耻骨：位于髋骨前下部，分体和上、下两支，重点确认耻骨上支、耻骨下支、耻骨梳、耻骨结节、耻骨联合面。耻骨与坐骨围成的大空称闭孔。

2. 股骨：在游离股骨标本上观察。股骨分一体和两端。在上端确认股骨头、股骨头凹、股骨颈、大转子、小转子、转子间线、转子间嵴。在下端确认内侧髁、外侧髁，髁间窝、内上髁、外上髁。在股骨体上确认粗线、臀肌粗隆。

3. 髌骨：在游离髌骨标本上结合人体骨架观察，髌骨位于膝关节前方，略呈三角形，底朝上，尖朝下，前面粗糙，后为关节面。

4. 胫骨：在游离胫骨标本上结合人体骨架观察，胫骨位于小腿内侧。在上端确认内侧髁、外侧髁，髁间隆起、胫骨粗隆、腓关节面。在下端确认内踝、腓切迹。

5. 腓骨：在游离腓骨标本上结合人体骨架观察，腓骨位于小腿外侧。在上端确认腓骨头和腓骨颈，在下端确认外踝。

6. 足骨：在完整足骨标本上观察 7 块跗骨的位置关系。①近侧：距骨、跟骨、足舟骨；②远侧：内侧、中间、外侧楔骨和骰骨；③确认跖骨底、体、头。

7. 下肢骨的重要骨性标志。

（1）髂嵴：两侧髂嵴最高点的连线，平第 4 腰椎棘突，临床为腰椎穿刺的定位标志。

（2）髂前上棘：在髂嵴前端，体表可看到此标志。

（3）坐骨结节：坐位时的骨性最低点。

（4）耻骨结节：在耻骨联合的上外方可摸到。

（5）腓骨头：在小腿上端的外侧，稍下方有腓总神经通过。

8. 在活体上相互摸认：髂嵴、髂后上棘、髂前上棘、髂结节、耻骨结节、耻骨联合、坐骨结节、股骨内侧髁、股骨外侧髁、髌骨、胫骨粗隆、内踝、外踝。

（张文信）

实验三　骨连结

【实验目的】

1. 掌握：关节的基本构造，脊柱的组成、连结和形态，颞下颌关节的组成和构造，肩关节、肘关节的组成和构造特点，骨盆的组成、分部和性别差异，髋关节、膝关节的组成和构造特点。

2. 熟悉：胸廓的组成和形态，桡腕关节的组成，距小腿关节的组成。

【实验材料】

人体骨架标本，关节囊已切开的肩关节、膝关节和颞下颌关节标本，躯干标本，脊柱标本，胸廓前壁的解剖标本，四肢的骨连结标本。

【实验内容】

（一）骨连结

1. 直接连结：在脊柱腰段的矢状切面和颅的标本上，分别观察椎骨之间的椎间盘和颅骨之间的缝。

2. 间接连结：又称关节。

（1）关节的基本构造：取关节囊已切开的肩关节标本观察。①关节囊的构造（纤维膜和滑膜）、特征和附着部位。②关节面的形状和关节软骨的性状。③关节腔的构成。

（2）关节的辅助结构：观察膝关节标本。①注意韧带的外形，纤维的排列形式及其与关节囊的关系。②使关节略屈，观察两块半月板的位置和形态。③取颞下颌关节，观察位于关节之间的关节盘，注意它们的形态及其与关节囊的关系。

（二）躯干骨的连结

1. 脊柱：在人体骨架标本上，观察脊柱的位置和组成。

（1）椎骨的连结：在完整脊柱和部分正中矢状切面标本上观察。①椎间盘：查看椎间盘的位置和构造，注意纤维环和髓核的部位。②韧带：查看前纵韧带和后纵韧带的位置，棘间韧带、黄韧带、横突间韧带及棘上韧带的附着部位。

（2）脊柱的整体观：①从前面观察自上向下椎体大小的变化。②从后面观察各部椎骨棘突的形态。③从侧面查看脊柱四个生理性弯曲的部位和方向。

2. 胸廓：在人体骨架标本和胸廓前壁的解剖标本上观察胸廓的组成，肋前、后端的连结关系。

（1）肋前端的连结：在胸廓前壁的解剖标本上观察。①第 1 肋前端与胸骨为软骨连接。②第 2～7 肋前端与胸骨构成胸肋关节。③第 8～10 肋的前端形成胸骨下角的肋弓。

（2）肋椎关节：肋头关节与肋横突关节。

（三）颅骨的连结

颞下颌关节：在切开关节囊前壁的颞下颌关节标本上观察颞下颌关节的组成，关节的结构特点，确认关节盘。

（四）四肢骨的连结

在人体骨架标本上辨认四肢各骨，并逐一观察其邻接关系。寻认四肢骨与躯干骨的连结部位，在活体上确认和摸认各骨所在的部位。

1. 上肢骨的连结。

（1）肩关节：在纵行切开关节囊前壁或后壁的肩关节标本上观察关节的组成，关节囊的结构特点，关节囊的薄弱部位。关节囊有肱二头肌长头腱通过。

（2）肘关节：在横行切开关节囊的肘关节标本和肘关节矢状切面标本上观察。肘关节由肱桡关节、肱尺关节和桡尺近侧关节共同包被在一个关节囊内组成，辨认桡骨环状韧带的形态和位置，以及其与桡骨头的关系。

（3）前臂骨的连结：在前臂骨连结标本上观察桡尺近侧关节、桡尺远侧关节和前臂骨间膜的附着和形态。观察做旋前和旋后运动时，桡、尺骨的位置关系，骨间隙的大小变化和骨间膜紧张度的变化。

（4）桡腕关节：取桡腕关节的冠状切开标本，观察它的组成和结构特点。

2. 下肢骨的连结。

（1）髋骨的连结：在骨盆标本或模型上观察。①骶髂关节和耻骨联合：观察骶髂关节的组成；辨认骶结节韧带和骶棘韧带，检查坐骨大孔和坐骨小孔的围成；查看耻骨联合的位置。②骨盆：观察骨盆的组成，区分大、小骨盆的分界，查看小骨盆上、下口的围成，观察耻骨弓的构成。

取男、女性骨盆标本或模型，观察性别差异。①小骨盆上口的形状；②下口的宽窄；③骨盆腔的形状；④耻骨下角的大小。

（2）髋关节：取关节囊已环形切开的髋关节标本观察。①髋关节的组成；②比较关节面的形态与大小；③关节囊在股骨颈前、后面上的附着部位和包被范围的差别；④关节囊的厚度；⑤髂股韧带的位置。

（3）膝关节：取关节囊的前壁切开向下翻，后壁横行切开的膝关节标本观察。

①膝关节的组成；②前、后交叉韧带的位置；③内、外侧半月板的形态和位置。

（4）小腿骨的连结：在小腿骨连结的标本上观察小腿骨连结的组成。

（5）距小腿关节：在距小腿关节的标本上观察距小腿关节的组成，比较关节囊周壁在形态结构上的差别。

（6）足弓：在足关节的解剖标本上观察足弓的形态和有关韧带。

（张文信）

实验四　头颈肌、躯干肌

【实验目的】

1. 掌握：颈阔肌的位置，胸锁乳突肌的位置和起止点，舌骨上肌群、舌骨下肌群各肌的名称和位置，前斜角肌、中斜角肌、后斜角肌的位置，斜角肌间隙的位置，斜方肌、背阔肌的位置和起止点，竖脊肌的位置，胸大肌、前锯肌的位置和起止点，胸小肌的位置，肋间肌的位置、分层和名称，膈的位置和形态，腹直肌、腹外斜肌、腹内斜肌、腹横肌的位置和形态特点，盆膈和尿生殖膈的位置与形态。

2. 熟悉：枕额肌、眼轮匝肌、口轮匝肌的位置和形态，颞肌、咬肌的位置和形态，翼外肌、翼内肌的位置。

【实验材料】

头颈肌标本、背肌标本、胸肌标本、膈的标本、腹肌标本、会阴肌标本、盆部冠状切面标本。

【实验内容】

（一）头肌

1. 面肌：在面肌和头颈肌的标本上观察。

（1）枕额肌：在颅顶观察枕额肌的枕腹、额腹和帽状腱膜的位置与形态。查看枕额肌与皮肤、骨膜的连接关系。

（2）眼轮匝肌和口轮匝肌：分别观察二肌的位置和形态。并注意观察口轮匝肌周围呈放射状排列的其他面肌。

2. 咀嚼肌：取咀嚼肌标本观察咬肌和颞肌的位置，在上、下颌咬紧时，摸辨咬肌和颞肌的轮廓。在颞下窝观察翼外肌，在下颌支内面查看翼内肌，注意两肌的位置。

（二）颈肌（在头颈肌的标本上观察）

1. 颈阔肌：位于颈部皮下，属皮肌，观察其位置和形态。

2. 胸锁乳突肌：斜列于颈两侧部浅层，辨认它的起止点。结合活体摸辨该肌的轮廓（头向一侧微倾，而面部转向对侧时，该肌轮廓尤其明显）。

3. 舌骨上肌群和舌骨下肌群：翻开两侧胸锁乳突肌，查看舌骨上肌群和舌骨下肌群的位置。注意舌骨上肌群参与形成的结构和舌骨下肌群所覆盖的器官。

4. 颈深肌群：在颈肌深层辨认前斜角肌、中斜角肌和后斜角肌的位置，注意观察斜角肌间隙的组成及通过的结构。

（三）躯干肌（取躯干肌标本进行观察）

1. 背肌：位于躯干背面，浅层上部为斜方肌，下部为背阔肌；深层主要是竖脊肌。

（1）斜方肌和背阔肌：查看它们的位置和起止，辨认肌束的方向；注意背阔肌止点对肩关节垂直轴的位置关系，以进一步理解该肌对肩关节的作用。结合活体摸辨背阔肌下缘的轮廓。

（2）竖脊肌：翻开斜方肌和背阔肌，查看竖脊肌的位置和上、下起止部位。在活体上观察它所形成的纵行隆起（腰部更明显）。

2. 胸肌：具体如下。

（1）胸大肌：位于胸前壁浅层，查看胸大肌的起止点，肌束的方向，与肩关节垂直轴的位置关系。结合活体摸辨胸大肌的轮廓。

（2）胸小肌：位于胸大肌的深面。

（3）前锯肌：位于胸外侧壁，查看它的起止点和与肩胛骨的位置关系。

（4）肋间肌：在胸前壁的肋间隙内，辨认肋间内、外肌，查看它们的肌束方向。

3. 膈：在膈的解剖标本上观察。①膈的位置、形态和附着部位。②辨认膈的主动脉裂孔、腔静脉孔和食管裂孔的位置及通过的结构。

4. 腹肌：取腹肌解剖标本进行观察。

（1）腹外斜肌：构成腹前外侧壁的浅层。注意观察：①肌束的方向；②腱膜与腹直肌鞘的关系；③腱膜与腹股沟韧带的关系；④腹股沟管浅环的位置。

（2）腹内斜肌：翻开腹外斜肌查看。①腹内斜肌的肌束方向；②腹内斜肌腱膜与腹直肌鞘的关系。

（3）腹横肌：翻开腹内斜肌查看。①腹横肌的肌束方向；②腹横肌腱膜与腹直肌鞘的关系；③腹股沟镰的构成、形态和位置；④提睾肌的形成。在腹壁内面观察腹横筋膜，以及由它形成的腹股沟管深环。观察腹股沟管形态和通过的结构。结合活体指出腹股沟管的位置。

（4）腹直肌：在腹前正中线的两侧，包被于腹直肌鞘内。翻开腹直肌鞘的前层查看：①腹直肌腱划的数目，及其与腹直肌鞘前层的关系；②腹直肌鞘后层的形态，弓状线的形成与位置；在弓状线以下，腹直肌的后面与腹横筋膜的关系。

（5）腰方肌：位于腹后壁脊柱两侧，第12肋和髂嵴之间。

5. 会阴肌：取会阴肌解剖标本结合盆部冠状切面标本进行观察。

（1）肛提肌：封闭小骨盆下口的大部分，肛提肌和覆盖在它的上、下两面的筋膜共同构成盆膈，观察盆膈的位置和穿过盆膈的结构。

（2）会阴深横肌和尿道膜部括约肌：封闭小骨盆下口的前部，二肌和覆盖在它们上、下面的筋膜，共同构成尿生殖膈，观察此膈的位置和穿过它的结构。

（张辛负）

实验五　四肢肌

【实验目的】

1. 掌握：肩肌各肌的位置和三角肌的形态、起止点，肱二头肌和肱三头肌的位置与起止点，缝匠肌、股四头肌的位置、形态和起止点。

2. 熟悉：前臂肌各肌的位置与形态，手肌的分群，大小鱼际的位置，髂腰肌、臀大肌、臀中肌、臀小肌以及梨状肌的位置，大腿肌内侧群各肌位置，小腿肌各群肌的位置，足肌的配布。

【实验材料】

上肢肌标本、下肢肌标本、全尸解剖标本。

【实验内容】

（一）上肢肌（取上肢肌标本结合全尸解剖标本进行观察）

1. 肩肌：位于肩关节周围。

（1）三角肌：①观察三角肌的位置和起止点；②查看它与肩关节的位置关系；③上肢外展时，在体表观察其轮廓。

（2）肩胛下肌、冈上肌和冈下肌：分别观察各肌的位置。

2. 臂肌：具体如下。

（1）肱二头肌：观察它的位置、形态和起止点；将自己的前臂旋后并屈肘，观察该肌的轮廓，并在肘关节的前方摸辨它的条索状腱。

（2）肱肌：观察它的位置。

（3）肱三头肌：在臂后观察它的位置和起止点。

（4）腋窝：在全尸解剖标本查看腋窝的位置、四壁和尖的构成。

3. 前臂肌：位于尺、桡骨的周围，分前、后两群。前群共有 9 块，后群共有 10 块，其中大多数是长肌，且具有较长的腱。取上肢肌标本观察长肌的肌腹和肌腱在前臂的位置，体会长肌的这种结构形式对前臂外形的影响。

（1）前群：①自外侧向内侧依次辨认浅层的肱桡肌、旋前圆肌、桡侧腕屈肌、掌长肌、指浅屈肌和尺侧腕屈肌，查看以上诸肌的肌腹、腱及其起止概况；翻开浅层肌，辨认深层的拇长屈肌、指深屈肌和旋前方肌，并查看其起止状况。②对照标本，在用力握拳屈腕时，于体表辨认掌长肌腱，桡侧腕屈肌腱和尺侧腕屈肌腱的轮廓。③用力屈肘时，在前臂上部的桡侧观察肱桡肌肌腹形成的隆起。

（2）后群：①浅层。自桡侧向尺侧依次寻找浅层的桡侧腕长伸肌、桡侧腕短伸肌、指伸肌、小指伸肌、尺侧腕伸肌，并观察其起止概况。②辨认深层的旋后肌、拇长展肌、拇短伸肌、拇长伸肌、示指伸肌。③对照标本，当伸腕、伸指并外展拇指时，在手背观察各指伸肌和拇长展肌等腱的轮廓。

4. 手肌：位于手掌。观察：①手肌内侧群、外侧群的位置，大鱼际和小鱼际的形成；②手肌中间群，辨认位于指深屈肌腱、桡侧的蚓状肌和掌骨之间的骨间肌。

（1）取手的腱滑膜鞘模型观察：①拇长屈肌腱鞘的位置、范围和形态，以及它们所包裹的腱；②手指各腱滑膜鞘的位置和形态，以及它们与拇长屈肌腱鞘和屈肌总腱鞘的关系。

（2）在指的解剖标本上观察：①腱纤维鞘的分布和形态；②切开一个指的腱鞘，观察它包裹的屈指肌腱。

（二）下肢肌（取下肢肌标本结合全尸解剖标本观察）

1. 髋肌：具体如下。

（1）髋腰肌：观察髂肌和腰大肌的位置和形态。

（2）臀大肌：位于臀部浅层，略呈长方形。①查看臀大肌的起止点；②验证臀大肌上、下缘体表投影，即上缘通常与髂后上棘与大转子连线的稍上方，下缘约与尾骨尖到股骨上、中1/3交点的连线平齐。

（3）臀中肌和臀小肌：翻开臀大肌，观察臀中肌和臀小肌的位置。

（4）梨状肌：观察其位置以及与臀大肌、臀中肌的位置关系。

2. 大腿肌：具体如下。

（1）前群：观察缝匠肌的起止点、股四头肌的起止点和髌韧带的位置。

（2）内侧群：观察长收肌、耻骨肌、大收肌、短收肌和股薄肌的位置。

（3）后群：辨认外侧部的股二头肌，内侧部半腱肌与半膜肌的位置。

3. 小腿肌：具体如下。

（1）前群：辨认胫骨前肌、趾长伸肌和拇长伸肌；观察各肌的腱走行方向及其与距小腿关节的位置关系。

（2）外侧群：辨认腓骨长肌和腓骨短肌，查看两肌腱走行方向及其与距小腿关节的位置关系。

（3）后群：①观察小腿三头肌的构成、形态与位置，跟腱的形成及抵止部位，以及与距小腿关节的位置关系；②查看腓肠肌内、外侧头与腘窝的关系；③对照标本在自己身上观察和触摸小腿三头肌的肌腹和跟腱的轮廓；④翻开小腿三头肌，辨认深层的趾长屈肌，拇长屈肌和胫骨后肌；⑤观察三肌的腱与内踝的位置关系。

4. 足肌：可分为足背肌和足底肌，观察其配布。

（张辛贠）

第二章 消化系统

实验一 消化管

【实验目的】

1. 掌握：消化系统的组成，腮腺的位置、腮腺管的开口部位及牙、舌的形态结构，咽的形态、位置、分部和交通，腭扁桃体的位置，食管的位置及狭窄，胃的形态、分部、位置和毗邻，十二指肠的形态、位置和分部，阑尾的位置及其根部的体表投影，直肠和肛管的形态结构。

2. 熟悉：上、下消化道的组成，口腔的构造和分部，下颌下腺与舌下腺的位置及导管开口部位，空、回肠的位置及结构特点，盲肠、结肠的形态特点。

3. 了解：胸部标志线和腹部的分区。

【实验材料】

游离消化系统整体标本；头部正中矢状切面标本（观察口腔、牙、舌、唾液腺、食管等）；切除颈段脊柱，切开咽后壁标本（示咽的分部及交通）；切开胸、腹前壁的胸腹部标本（示消化管各器官的位置及毗邻关系）；切开胸、腹前壁，切除心、肺的胸腹部标本；游离的舌、胃、胰、十二指肠、小肠、大肠、直肠（包括肛管）标本；切开的空、回肠标本，盆腔矢状切面标本（示直肠、肛管的结构）及模型；牙及组合式半身人模型；消化系统挂图及多媒体。

【实验内容】

（一）画出胸部标志线和腹部分区

在尸体标本或人体模型上画出胸部标志线和腹部分区。

（二）观察消化系统组成

在游离消化系统整体标本上观察消化系统组成。

（三）口腔（取头部正中矢状切面并用小镜子对照活体进行观察）

1. 唇和颊：唇、颊分别构成口腔前壁和侧壁，上唇外面中线的纵行浅沟称人中。上唇外面与颊部交界处的浅沟称鼻唇沟。在颊内面，与上颌第 2 磨牙相对的颊黏膜上有腮腺管开口。

2. 腭：构成口腔顶，由硬腭和软腭两部分构成，其后缘游离，中部垂向下方，乳头状突起称腭垂或悬雍垂。自腭后缘两侧向外下形成前、后两对弓形皱襞，前方的为腭舌弓，延续于舌根的外侧，后方的为腭咽弓，向下延至咽侧壁。两弓间的三角形凹陷区称扁桃体窝，窝内容纳腭扁桃体。腭垂、两侧的腭舌弓及舌根共同围成咽峡，是硬腭与软腭的分界。

3. 牙：牙镶嵌于上、下颌骨的牙槽内，分别排列成上牙弓和下牙弓。每颗牙可分为牙冠、牙根和牙颈3部分。牙冠露出于牙龈以外；牙根嵌入牙槽内；牙颈是牙冠与牙根之间的部分，被牙龈所包绕。牙内部的腔隙为牙冠腔。乳牙20个，分乳切牙、乳尖牙和乳磨牙，恒牙出齐后共32个，可分为切牙、尖牙、前磨牙和磨牙。

4. 舌：位于口底，以向前开放的"V"字形的界沟分为舌体和舌根两部分。

（1）舌上面观：①舌体背面黏膜呈淡红色，有许多小突起，称舌乳头。其中，丝状乳头呈白色，遍布于舌背前2/3；菌状乳头呈红色，多见于舌尖和舌侧缘；叶状乳头位于舌侧缘的后部；轮廓乳头排列于界沟前方。②舌根背面黏膜表面可见舌扁桃体，呈大小不等的丘状隆起。

（2）舌下面观：正中线处形成一黏膜皱襞，称舌系带。在舌系带根部的两侧各有一小隆起称舌下阜，舌下阜向口底后外侧延续为舌下襞。

5. 口腔分区：整个口腔借上、下牙弓，牙龈分为前外侧部的口腔前庭和后内侧部的固有口腔。

6. 唾液腺：具体如下。

（1）腮腺：略呈三角形，位于外耳门的前下方。观察在颊黏膜上的腮腺腺管开口。

（2）下颌下腺：开口于舌下阜。

（3）舌下腺：位于口腔底舌下襞的深面。

（四）咽

取头颈部正中矢状切面标本结合切开咽后壁的咽肌标本观察咽的位置、形态、分部及交通。咽位于第1~6颈椎前方，上端起于颅底，下端约在第6颈椎下缘处续于食管，是消化管与呼吸道的共同通道。以软腭游离缘和会厌上缘平面为界，将咽分为鼻咽、口咽和喉咽。

1. 鼻咽：向前通鼻腔。鼻咽的两侧壁上、下鼻甲后方1.5cm处各有一咽鼓管咽口，通向中耳鼓室。围绕咽鼓管咽口的弧形隆起称咽鼓管圆枕。咽鼓管圆枕后方与咽后壁之间的纵行深窝称咽隐窝。

2. 口咽：向前经咽峡与口腔相通，口咽的侧壁上有腭扁桃体及腭扁桃体窝。

3. 喉咽：借喉口通入喉腔。在喉口的两侧各有一深窝，称为梨状隐窝。

（五）食管

取头部正中矢状切面标本和切开胸、腹前壁，切除心、肺的胸腹部标本观察食管的位置、分部、走行和狭窄部位，测量狭窄距中切牙的距离。

1. 食管的位置和分部：食管是一前后扁平的肌性管道，食管上端在第6颈椎体下缘平面与咽相续，下端约平第11胸椎体高度连接胃的贲门，长约25cm。食管分为颈部、胸部和腹部。

2. 食管的狭窄部：食管全长有 3 处狭窄。第一狭窄为食管的起始处，距中切牙约 15cm；第二狭窄为食管在左主支气管的后方与其交叉处，距中切牙约 25cm；第三狭窄为食管通过膈的食管裂孔处，距中切牙约 40cm。

（六）胃

1. 取游离胃标本及模型观察胃的形态、分部及黏膜。指认以下结构：胃的前、后壁，大、小弯，入、出口。胃小弯凹向右上方，其最低点折转处称角切迹。胃大弯凸向左下方。入口即贲门，出口即幽门。胃的分部：①贲门附近的部分称贲门部；②贲门平面以上，向左上方膨出的部分称为胃底；③自胃底向下至角切迹处之间的部分称为胃体；④胃体与幽门之间的部分称幽门部。幽门部又分为右侧的幽门管和左侧的幽门窦。

2. 在切开胸、腹前壁的胸、腹部标本和组合式半身人模型上观察胃的位置和毗邻。胃空虚时一般位于左季肋区及腹上区，贲门与食管相接，位于第 11 胸椎左侧，幽门与十二指肠相接，在第 1 腰椎右侧。前壁与肝左叶、膈、腹前壁相邻，后壁及胃底与胰、横结肠、左肾及左肾上腺、脾相邻。

（七）小肠

在切开胸、腹前壁的胸、腹部标本上观察小肠。小肠起自胃的幽门，盘曲于腹部，下接盲肠，分为十二指肠、空肠和回肠 3 部分。

1. 十二指肠：在切开胸、腹前壁的胸、腹部标本和胰十二指肠游离标本上观察。十二指肠呈 "C" 字形包绕胰头，分为上部、降部、水平部和升部。指认以下结构。

（1）上部：十二指肠球部。

（2）降部：其中份后内侧壁上有一纵行的皱襞，称十二指肠纵襞；下端圆形隆起称十二指肠大乳头，为胆总管和胰管的共同开口处，距中切牙约 75cm。

（3）水平部。

（4）升部：十二指肠与空肠间转折处形成的弯曲称十二指肠空肠曲。此曲被十二指肠悬韧带（Treitz 韧带）固定于腹后壁。Treitz 韧带可作为确定空肠起始的重要标志。

2. 空肠和回肠：具体如下。

（1）取切开胸、腹前壁的胸、腹部标本和游离小肠标本观察空、回肠的位置，内部结构和外观。空肠和回肠迂回盘绕在腹腔的中下部形成小肠袢。空肠常位于左腰区和脐区，回肠多位于脐区、右腹股沟区和盆腔内。

（2）在切开的空肠与回肠标本上观察空、回肠的黏膜皱襞形态和淋巴滤泡分布的区别。

（八）大肠

在切开胸、腹前壁的胸、腹部标本上观察大肠的位置、分部，盲肠、结肠的形态特点（结肠带、结肠袋、肠脂垂）。

1. 盲肠和阑尾：指认以下结构。

（1）盲肠：是大肠的起始部，位于右髂窝内，左侧与回肠相连接，上续升结肠，下端为盲端。切开肠腔可见回肠末端突入盲肠形成的皱襞称回盲瓣，回盲瓣下方约 2cm 处有阑尾的开口。

（2）阑尾：是连于盲肠下端后内侧壁的蚓状盲管，在阑尾根部可见三条结肠带集中于此，是临床手术时寻找阑尾的标志。阑尾根部的体表投影点通常在右髂前上棘与脐连线的中、外 1/3 交点处，该点称 McBurney 点。

2. 结肠：介于盲肠与直肠之间的一段大肠，整体呈"M"形，环绕于空、回肠周围。指认结肠左曲、结肠右曲。

3. 直肠：位于盆腔，前邻膀胱、前列腺（子宫和阴道）。在矢状面上，可见骶曲和会阴曲两个弯曲。直肠下段肠腔膨大称直肠壶腹。切开直肠，内面有横行的直肠横襞，其中最大而明显的位于直肠右前壁上，距肛门约 7cm。

4. 肛管：在盆腔矢状切面标本和直肠游离的标本上观察。肛管长 3～4cm，上端在盆膈平面接续直肠，下端终于肛门。肛管内面有 6～10 条纵行的黏膜皱襞称肛柱，各肛柱下端彼此借肛瓣相连。每一肛瓣与其相邻的两个肛柱下端之间围成肛窦。各肛柱下端与各肛瓣边缘连接的锯齿状环行线称齿状线或肛皮线。在齿状线下方有一宽约 1cm 的环状区域称肛梳，肛梳下缘有一不甚明显的环行线称白线。

（姚荣中）

实验二　消化腺

【实验目的】

1. 掌握：肝的形态、位置及体表投影，肝外胆道的组成，胆囊的形态、位置及胆囊底的体表投影，胆总管的位置、开口，胰的位置和形态。

2. 熟悉：胰管的开口部位。

【实验材料】

游离肝和胰标本，打开腹腔的腹部标本（示肝、胰的位置及肝外胆道），肝、胰的模型，肝、胰、肝外胆道、十二指肠组合标本，组合式半身人模型，消化系统挂图及多媒体。

【实验内容】

（一）肝

1. 肝的形态：用离体的肝标本、肝模型配合观察。

（1）膈面膨隆，借镰状韧带分为左、右两叶。

（2）脏面凹凸不平，中部有排列呈 "H" 的左、右纵沟和横沟。横沟（肝门）处有肝左、右管，肝固有动脉、肝门静脉及神经、淋巴管等由此出入。左侧纵沟前部内有肝圆韧带通过，后部容纳静脉、韧带；右侧纵沟前部为胆囊窝，后部为腔静脉沟（第 2 肝门），有肝静脉注入下腔静脉。肝的脏面借 "H" 形的沟将肝分为肝左叶、肝右叶、方叶和尾状叶。

2. 肝的位置：在打开腹腔的腹部标本上配合半身人模型观察肝的位置（大部分位于右季肋区和腹上区），尤其注意肝下界位置（右侧与右肋弓大体一致，剑突下 3~5cm）。正常成人肝的下界在右肋弓下一般不能触及，剑突下可触及。小儿肝的前缘可低于右肋弓下缘 2~3cm，7 岁以后右肋弓下已不能摸到。

（二）胆囊和肝外胆道

1. 胆囊：在打开腹腔的腹部标本或模型上观察胆囊的位置、形态。

胆囊位于胆囊窝内，呈长梨形，分为底、体、颈、管 4 部分。胆囊底的体表投影位置在右锁骨中线与右肋弓交点附近。胆囊颈常以直角向左下弯行，移行于胆囊管。胆囊管在肝十二指肠韧带内与其左侧的肝总管汇合，形成胆总管。

胆囊管、肝总管和肝的脏面围成的三角形区域称胆囊三角（Calot 三角），三角内常有胆囊动脉通过，因此该三角是胆囊手术中寻找胆囊动脉的标志。

2. 肝外胆道：在打开腹腔的腹部标本结合肝、胰、肝外胆道、十二指肠组合标本或模型上指认胆囊左、右肝管、肝总管、胆总管、肝胰壶腹部、十二指肠大乳头等结构。观察胆总管与肝门静脉、肝固有动脉的位置关系，测量胆总管管径，思考胆汁的产生和排放途径。

肝外胆道包括胆囊和输胆管道（肝左管、肝右管、肝总管和胆总管）。肝左、右管出肝门汇合成肝总管。肝总管与胆囊管汇合成胆总管。胆总管长 4~8cm，直径 0.6~0.8cm，行于肝十二指肠韧带内，位于肝固有动脉的右侧，肝门静脉的前方，向下经十二指肠上部的后方降至胰头后方，在十二指肠后内侧壁内与胰管汇合，形成肝胰壶腹（或称 Vater 壶腹），开口于十二指肠大乳头。

（三）胰

取打开腹腔的腹部标本结合可组装半身人模型观察胰的位置、毗邻、形态和胰管开口。

胰位于腹上区和左季肋区。胰的前面借网膜囊与胃相邻，后方有下腔静脉、胆总管、肝门静脉和腹主动脉等重要结构。其右端被十二指肠环抱，左端抵达脾门。胰可分头、体、尾 3 部分，各部之间无明显界限。头部在腹中线右侧，体、尾部在腹中线左侧。

（姚荣中）

第三章 呼吸系统

【实验目的】

1. 掌握：鼻旁窦的名称、位置、开口及临床意义，喉腔结构与分部，左、右主支气管的形态特点和临床意义，肺的位置、形态和分叶，肺及胸膜下界的体表投影。

2. 熟悉：呼吸系统的组成，胸膜的分布，胸膜腔的概念、肋膈隐窝的位置及临床意义，纵隔的分区。

3. 了解：纵隔各部的主要器官。

【实验材料】

呼吸系统概观标本、模型，头颈部中正矢状切面标本、模型，鼻旁窦标本、模型，离体喉标本、模型，气管与主支气管标本、模型，左肺与右肺标本、模型，胸腔标本、模型，纵隔标本、模型。

【实验内容】

(一) 呼吸系统的组成

在呼吸系统概观的标本或模型上观察，确认呼吸系统的组成、上呼吸道和下呼吸道。

(二) 呼吸道

1. 鼻：具体如下。

(1) 外鼻：用小镜子观察自己的外鼻，辨认鼻尖、鼻背、鼻根、鼻翼。

(2) 鼻腔：取头部正矢状切面标本或模型观察。鼻腔被鼻中隔分成左、右两腔，每个鼻腔又被鼻阈分为鼻前庭和固有鼻腔两部。鼻腔向前经鼻前孔通向外界，向后经鼻后孔通鼻咽。重点观察固有鼻腔，内侧壁即鼻中隔，外侧壁形态复杂，自上而下有上鼻甲、中鼻甲和下鼻甲。每个鼻甲的下方有裂隙，分别是上鼻道、中鼻道和下鼻道。在上鼻甲后上方的凹陷称蝶筛隐窝。

(3) 鼻旁窦：在鼻旁窦标本或模型上观察。鼻旁窦由骨性鼻旁窦衬以黏膜而构成，鼻旁窦共4对，分别位于同名的颅骨内。蝶窦开口于蝶筛隐窝，后筛窦开口于上鼻道，上颌窦、额窦、前筛窦和中筛窦开口于中鼻道。重点观察上颌窦，其窦腔大，窦口高于窦底，故引流不畅。

2. 咽：详见消化系统。

3. 喉：具体如下。

(1) 喉软骨：在喉模型或标本上观察。甲状软骨由两个甲状软骨板构成。两板前缘融合处的上端向前突出称喉结，可在体表摸到。板的后缘游离，向上、下的突起称上角和下角。环状软骨形如指环，位于甲状软骨下方，其后部宽大称环状软骨板，前部低窄称环状软骨弓。杓状软骨左、右各一，位于环状软骨板上缘两侧，形如三棱锥体，尖向上，底朝下与环状软骨板构成环杓关节，底向外侧伸出的突起称肌突，底向前方伸出的突起称声带突。会厌软骨形似树叶，上宽下窄，下端贴附在甲状软骨前角的后面。

（2）喉的连结：在喉标本上观察。弹性圆锥为弹性纤维组成的膜状结构，自甲状软骨前角的后面，向下、向后附着于环状软骨上缘和杓状软骨声带突。此膜的上缘游离，紧张于甲状软骨前角与杓状软骨声带突之间，称声韧带。弹性圆锥前部较厚，张于甲状软骨下缘与环状软骨弓上缘之间，称环甲正中韧带。甲状舌骨膜连于甲状软骨上缘与舌骨之间。环甲关节可使声带紧张或松弛。环杓关节可缩小或开大声门。

（3）喉腔：在喉腔矢状面标本或模型上观察。喉口由会厌上缘、杓状会厌襞及杓间切迹围成。在喉腔中部有两对矢状位的黏膜皱襞，上方一对为前庭襞，两侧前庭襞之间的裂隙称前庭裂。下方一对皱襞为声襞，两侧声襞与杓状软骨基底部之间的裂隙为声门裂。喉腔借两对皱襞分为三部：①喉前庭，喉口与前庭裂之间的部分；②喉中间腔，前庭裂至声门裂之间的部分；③声门下腔，声门裂与环状软骨下缘的部分。

4. 气管与主支气管：在气管与支气管离体标本或模型上观察。气管由 16～20 个 "C" 形气管软骨环及连接各环之间的平滑肌和结缔组织构成，气管软骨的缺口由平滑肌和弹性纤维封闭，称膜壁。气管向下在胸骨角平面分为左、右主支气管，分叉处称气管杈，在切开气管下段的标本上观察气管隆嵴的位置与形态。主支气管是自气管杈至肺门的管道，注意观察左、右主支气管的差异，左主支气管细、长，走向较倾斜；而右主支气管较粗、短，走行较陡直，故气管异物多坠入右主支气管。

（三）肺

在呼吸系统概观标本、模型上观察。肺位于胸腔内，纵隔两侧，右肺较宽短，左肺较狭长。肺形似圆锥形，分为一尖、一底、两面、三缘。肺尖较圆钝，通常高出锁骨内侧 1/3 上方 2～3cm。肺底略上凹。肋面隆凸。内侧面中部凹陷称肺门，有主支气管、肺动脉、肺静脉、神经及淋巴管等出入。这些结构被结缔组织包绕，称肺根。肺前缘、下缘锐利，后缘圆钝。左肺前缘下部有左肺心切迹，切迹下方的突起称左肺小舌。左肺被斜裂分为上、下两叶，右肺被斜裂和水平裂分为上、中、下三叶。

（四）胸膜与纵隔

1. 胸膜：脏胸膜紧贴肺表面，不易分离。将肺从胸腔取出，观察壁胸膜，因贴附的部位不同可分为 4 部分，肋胸膜贴附于肋与肋间肌内面。膈胸膜贴附于膈上面，纵隔胸膜贴于纵隔两侧面。胸膜顶覆盖于肺尖上方。脏胸膜与壁胸膜在肺根处相互移行而形成的密闭腔隙称胸膜腔，左右各一，互不相通。将肺放回胸腔，用手伸入肺与胸壁之间的间隙内，该间隙即胸膜腔。壁胸膜相互转折处的胸膜腔，即使在深吸气时肺缘也不能伸入其内，称胸膜隐窝，其中最大、最重要的胸膜隐窝为肋膈隐窝，将手指伸入胸膜腔最低处，并从前向后探查，体会肋膈隐窝的位置与形态。

2. 纵隔：在纵隔标本或模型上观察。纵隔前界为胸骨，后界为脊柱胸段，两侧为纵隔胸膜，下界为膈，上界为胸廓上口。理解纵隔的分部，胸骨角平面以上为上纵隔，以下为下纵隔，下纵隔再以心包为界分为前纵隔、中纵隔和后纵隔。前纵隔位于胸骨与心包之间，中纵隔位于前纵隔和后纵隔之间，后纵隔位于心包与脊柱之间。纵隔各部的内容不必详细观察。

（王小峰）

第四章 泌尿系统

【实验目的】

1. 掌握：泌尿系统的组成，肾的形态、位置，输尿管狭窄的部位，膀胱的形态、位置、毗邻，膀胱三角的构成和特点。

2. 熟悉：肾的内部结构，女性尿道的特点及其外口的开口部位。

3. 了解：肾的被膜。

【实验材料】

游离泌尿系统标本；腹后壁标本，示肾（位置、被膜）、输尿管、膀胱；男、女性盆腔标本（显示男性输尿管与输精管，女性输尿管与子宫动脉的关系）；男、女性盆腔正中矢状切面标本及模型；游离肾及肾的冠状切面标本与模型；离体膀胱标本。

【实验内容】

（一）观察泌尿系统的组成

在游离泌尿系统标本和腹后壁标本上观察泌尿系统的组成。

（二）肾

1. 在游离肾及肾的冠状切面标本与模型上观察肾的外形及内部结构。

（1）外形：观察游离肾外形，指认肾门、肾蒂。形似蚕豆，内侧缘中部凹陷称肾门，经肾门进出的肾盂、肾动脉、肾静脉等结构为结缔组织包裹组成肾蒂。

（2）内部结构：在肾的冠状切面标本和模型上观察、指认肾皮质、肾髓质、肾锥体、肾柱、肾小盏、肾大盏及肾盂。

在肾的冠状切面，可见肾门伸入肾实质的凹陷称肾窦，内有肾血管、肾小盏、肾大盏、肾盂和脂肪等。肾实质包括位于表层的肾皮质和深层的肾髓质。肾皮质伸入肾髓质的结构称肾柱。肾髓质由呈圆锥形的肾锥体构成，2~3个肾锥体尖端合并成肾乳头，突入肾小盏，2~3个肾小盏合成一个肾大盏，再由2~3个肾大盏汇合形成一个肾盂。肾盂离开肾门向下弯行，与输尿管相移行。

2. 在腹后壁标本上观察肾的位置与被膜。

（1）位置：肾位于脊柱两侧，紧贴腹后壁，属腹膜外位器官。左肾上端平第11胸椎下缘，下端平第2腰椎下缘，右肾较左肾低半个椎体，观察左、右肾与十二肋的位置关系，结合标本在活体上确定肾区。

（2）被膜：由外向内依次观察肾筋膜、脂肪囊和纤维囊。

（三）输尿管

在腹后壁标本和盆腔标本上观察输尿管的起止、经行和分段及输尿管与子宫动脉的位置关系，指认输尿管的狭窄。

（四）膀胱

1. 形态：在游离标本上观察膀胱的形态、分部，切开膀胱前壁，观察膀胱底，指认膀胱三角、输尿管间襞、输尿管口及尿道内口。

空虚的膀胱呈三棱锥体形，分尖、体、底和颈四部。膀胱尖朝向前上方，膀胱底朝向后下方，呈三角形。膀胱尖与底之间为膀胱体。膀胱的最下部称膀胱颈。切开膀胱，可见在膀胱底内面两输尿管口和尿道内口之间有一个三角形的平滑区域，称膀胱三角。两个输尿管口之间有一横行的皱襞称输尿管间襞，是临床寻找输尿管口的标志。

2. 位置及毗邻：在盆腔正中矢状切面标本上观察，成人膀胱位于小骨盆的前部，前邻耻骨联合，后邻直肠（男）、子宫（女）后方。

（五）尿道

在女性盆腔正中矢状切面标本上观察，女性尿道短、直、宽，上端起自尿道内口，下端在阴道口的前方开口于阴道前庭。

（王小峰）

第五章　生殖系统

实验一　男性生殖系统

【实验目的】

1. 掌握：男性生殖系统的组成，睾丸的位置、形态及结构，输精管的行程及分部，射精管的开口位置，男性尿道的分部、狭窄、弯曲及临床意义。

2. 熟悉：附睾的形态、位置及功能，前列腺的形态、位置及主要毗邻。

3. 了解：阴囊的位置，阴茎的结构组成分部。

【实验材料】

男性生殖系统标本和模型，男性盆腔正中矢状切面标本及模型，男性生殖系统离体标本，睾丸、附睾和阴茎剖开标本。

【实验内容】

（一）内生殖器

1. 睾丸：在离体的睾丸标本上观察，睾丸表面光滑，分内、外侧两面，上、下两端，前、后两缘，其上端及后缘有附睾附着。在睾丸的矢状面上观察，表面较厚的为睾丸白膜。白膜在睾丸后缘增厚并突入睾丸内形成睾丸纵隔，从睾丸纵隔发出许多呈放射状的睾丸小隔，将睾丸实质分成许多锥体形的睾丸小叶。睾丸除后缘外都盖有浆膜，称鞘膜。鞘膜分脏、壁两层，脏层紧包在睾丸表面，壁层贴于阴囊内面。两层在睾丸后缘处相互移行，构成一个密闭的囊腔，为鞘膜腔。

2. 附睾：在离体的附睾标本和模型上观察，附睾呈新月形，紧贴睾丸的后缘和上端。上端膨大为附睾头，中部为附睾体，下端较细为附睾尾。附睾尾向后上弯曲移行为输精管。

3. 输精管：在男性盆腔正中矢状切面标本（腹股沟管已打开）上观察。输精管是附睾管的直接延续，管壁较厚，管腔细小，活体触摸时呈坚实的圆索状。按其行程可分为四部。

（1）睾丸部：起自附睾尾，沿睾丸后缘上行至睾丸上端移行为精索部。

（2）精索部：睾丸上端至自腹股沟管浅环之间，是输精管结扎的常用部位。

（3）腹股沟管部：位于腹股沟管内的一段。

（4）盆部：出腹股沟管深环，经输尿管末端的前方至膀胱底的后面，两侧输精管扩大，称输精管壶腹。末端变细，与精囊的排泄管汇合形成射精管，开口于尿道前列腺部。

4. 精囊：在精囊腺的标本和模型上观察，精囊为长椭圆形的囊状器官，位于膀胱底的后方，输精管壶腹的外侧。

5. 前列腺：在男性盆腔正中矢状切面标本和模型上观察，前列腺位于膀胱颈与尿生殖膈之间，内有尿道穿过，后面紧邻直肠。在离体的前列腺标本上观察，前列腺呈栗子形，上端宽大为前列腺底，下端细小为前列腺尖，底与尖之间为前列腺体。体的后正中有一纵行的浅沟，为前列腺沟，直肠指诊时可扪及此沟。前列腺增生时，此沟消失。

（二）外生殖器

1. 阴囊：为一皮肤囊袋，位于阴茎的后下方。阴囊壁由皮肤和肉膜组成。皮肤薄而柔软。肉膜为浅筋膜，含有平滑肌纤维。平滑肌可随外界温度变化而舒缩，以调节阴囊内的温度，有利于精子的发育。

2. 阴茎：在阴茎的标本上观察，在阴茎头腹侧有一皮肤皱襞，连于包皮与尿道外口之间，称包皮系带。在阴茎的横切面标本上，可见阴茎主要由两个阴茎海绵体和一个尿道海绵体组成，外面包以筋膜和皮肤。

（三）男性尿道

在男性盆腔正中矢状切面标本和模型上观察，男性尿道起于膀胱的尿道内口，终于尿道外口。全程可分为三部。

（1）前列腺部：尿道穿过前列腺的部分。

（2）膜部：尿道穿过尿生殖膈的部分。

（3）海绵体部：尿道穿过尿道海绵体的部分。

临床上将前列腺部和膜部称为后尿道，海绵体部称为前尿道。

男性尿道行程中，有三处狭窄、三个扩大和两个弯曲。三个狭窄分别在尿道内口、膜部和尿道外口。三个扩大分别在前列腺部、尿道球部和尿道舟状窝。两个弯曲分别为：①耻骨下弯，位于耻骨联合下方。②耻骨前弯，位于耻骨联合前下方。当阴茎被向上提起时此弯消失，便于临床上尿道插管。

（王小峰）

实验二　女性生殖系统

【实验目的】

1. 掌握：女性生殖系统的组成，卵巢的位置、形态，输卵管的位置、形态及分部，子宫的形态、位置和分部，固定子宫的韧带名称及各自的作用。

2. 熟悉：阴道穹的形成及毗邻，乳房的位置及结构。

【实验材料】

女性生殖系统概观标本，女性内生殖器标本，女性盆腔正中矢状切面标本，女阴标本，女性乳房解剖标本。

【实验内容】

女性生殖器分为内生殖器和外生殖器两部分。内生殖器包括卵巢、输卵管、子宫、阴道。外生殖器包括阴阜、大阴唇、小阴唇、阴蒂、阴道前庭、前庭球、前庭大腺。

（一）女性内生殖器

1. 卵巢：在离体卵巢标本和女性盆腔正中矢状切面标本或模型上观察，卵巢位于盆腔侧壁的卵巢窝内。卵巢呈扁卵圆形，可分为内、外侧两面，前、后两缘和上、下两端。外侧面贴于盆腔侧壁，内侧面朝向盆腔。上端借卵巢悬韧带连于盆壁，下端借卵巢固有韧带连于子宫底的两侧。

2. 输卵管：在离体的输卵管标本和女性盆腔正中矢状切标本或模型上观察，首先在子宫两侧阔韧带上缘内确认输卵管，其内侧端以输卵管子宫口开口于子宫腔，外侧端以输卵管腹腔口开口于腹膜腔。游离缘有许多突起，称输卵管伞，手术时常以此作为识别标志。

3. 子宫：在离体子宫标本和女性盆腔正中矢状切面标本或模型上观察。

（1）子宫的形态：成年未产妇的子宫略似前后稍扁的倒置梨形。子宫形态可分为底、体、颈三部。上端在两侧输卵管子宫口以上圆凸的部分为子宫底；下端呈细圆柱状的部分为子宫颈，为肿瘤的好发部位；底与颈之间的部分为子宫体。子宫颈下端伸入阴道内的部分称子宫颈阴道部，在阴道以上的部分称子宫颈阴道上部。子宫颈阴道上部的上端与子宫体相接处，称子宫峡。

子宫的内腔称子宫内腔，分上、下两部。上部由子宫底、体围成，称子宫腔。子宫腔呈三角形。子宫内腔的下部位于子宫颈内的部分，称子宫颈管。子宫颈管呈梭形，上口通子宫腔，下口通阴道，称为子宫口。

（2）子宫的位置：子宫位于骨盆腔的中央，在膀胱和直肠之间，子宫底位于小骨盆入口平面以下，子宫颈下端在坐骨棘平面稍上方。成年女性子宫的正常位置呈前倾前屈位。前倾是指子宫的长轴与阴道的长轴形成一个向前开放的钝角；前屈是指子宫体与子宫颈之间的钝角。

（3）子宫的固定装置：在女性盆腔标本或模型上观察子宫的韧带。①子宫阔韧带：位于子宫的两侧，限制子宫向两侧移动。②子宫圆韧带：起于子宫与输卵管结合处的前下方，经过腹股沟管止于阴阜及大阴唇皮下，是维持子宫前倾的主要结构。③子宫主韧带：将子宫颈阴道上部连于骨盆侧壁，是维持子宫颈正常位置，防止其向下脱垂的主要结构。④骶子宫韧带：起于子宫颈阴道上部的后面，向后绕过直肠的两侧，止于骶骨前面，维持子宫前倾前屈位。

4. 阴道：在女性盆腔正中矢状切面标本或模型上观察，阴道下端以阴道口开口于阴道前庭。阴道前壁较短，邻近膀胱和尿道；后壁较长，邻近直肠。阴道的上端较宽，包绕子宫颈阴道部，二者间形成的环形凹陷，称阴道穹。阴道穹后部最深，并与直肠子宫陷凹紧密相邻，临床常在此进行穿刺。

（二）外生殖器

取女外阴标本观察，位于耻骨联合前面的皮肤隆起为阴阜。两侧的一对纵行隆起的皮肤皱襞为大阴唇。大阴唇内侧的一对较薄的皮肤皱襞，称小阴唇。两侧小阴唇之间的裂隙为阴道前庭。其前部有较小的尿道外口，后部有较大的阴道口。

（三）女性乳房

在女性乳房的模型和挂图上观察乳房，成年女性未产妇的乳房呈半球形，乳头平第4肋间或第5肋。由于乳腺叶和输乳管以乳头为中心呈放射状排列，故乳房手术时应尽量做放射状切口。

（王小峰）

第六章　脉管系统

实验一　心　脏

【实验目的】

1. 掌握：心的位置、外形和各腔结构，心的体表投影，心的传导系统组成，冠状动脉的起始、走行、分支及分布。

2. 熟悉：心壁的构造，心包及心包腔的构成。

3. 了解：心的静脉。

【实验材料】

离体心（包括完整和切开的心），切开胸前壁的尸体标本，切除心房和大血管的心脏标本，心的血管标本和心的血管铸型标本，心传导系统标本，心的模型，心脏挂图及多媒体。

【实验内容】

（一）心的位置与外形

1. 位置：在切开胸前壁的完整尸体标本上观察，可见心位于中纵隔内，左、右肺之间，下方贴膈。约2/3在身体正中线的左侧，1/3在正中线的右侧。其外裹以心包。心前面大部分被肺和胸膜覆盖，仅小部分与胸骨体下半和左侧第4～6肋软骨相邻。

2. 外形：将离体完整心放在解剖位置，配合心模型观察，心形似倒置的圆锥体，可分为一尖、一底、两面、三缘（左、右、下缘）。心尖指向左前下方；心底朝向右后上方，与出入心的大血管相连；胸肋面（前面）可见前室间沟；膈面（下面）有后室间沟。心表面近心底处有一几乎呈环形的冠状沟。上述三条沟因被血管填塞而不甚明显。

（二）心的各腔

心有4个腔，即左心房、右心房、左心室和右心室。左、右心房间有房间隔；左、右心室之间有室间隔。心房与心室之间的开口称房室口。取切开的离体心或心模型放在解剖位置上，分别观察右心房、右心室、左心房和左心室的内部结构。

1. 右心房：位于心的右上部，切开右心耳可见右心房上、下腔静脉口前缘间纵行的界嵴分为固有心房和腔静脉窦。

（1）固有心房：构成右心房的前部，突向左前方的部分称右心耳。其内面有许多大致平行排列的肌束，称为梳状肌。

（2）腔静脉窦：位于右心房的后部，在其上、下部分别有上、下腔静脉开口，下腔静脉口与右房室口之间还有冠状窦开口。房间隔右侧面中下部有一卵圆形凹陷，名卵圆窝。

2. 右心室：切开右心室前壁可见右心室借右房室口和肺动脉口之间的弓状肌性隆起室上嵴分为窦部（流入道）和漏斗部（流出道）。

（1）窦部：入口为右房室口，其周围附着有三尖瓣。三尖瓣的游离缘和室面借腱索连于乳头肌。在室壁上有许多纵横交错的肌性隆起，称肉柱。其中呈锥体形的肌隆起，称乳头肌。从前乳头肌根部至室间隔的下部圆形的粗大肌束，称隔缘肉柱（节制索）。

（2）漏斗部：位于右心室前上方，其上端借肺动脉口通肺动脉。肺动脉口周缘为肺动脉瓣。

3. 左心房：在心底处找到左心房，切开左心耳，指认肺静脉口和左房室口。

4. 左心室：位于右心室的左后方，切开左心室前壁可见左心室借二尖瓣前尖分为窦部（流入道）和主动脉前庭（流出道）。

（1）窦部：位于二尖瓣前尖的左后方，入口为左房室口，附着有二尖瓣，二尖瓣借腱索连于乳头肌。

（2）主动脉前庭：出口为主动脉口，附有主动脉瓣。主动脉瓣与主动脉壁之间的袋状间隙称主动脉窦。有左、右冠状动脉开口。

（三）心壁的构造

用已切开的心观察心壁、心内膜、心肌层和心外膜，比较左、右心室肌的厚度。用切除心房和大血管的心脏标本观察心的瓣膜、纤维环、纤维三角。

（四）心的传导系统

借助模型或牛心标本观察窦房结、房室结、房室束、右束支、左束支的位置。

（五）心的血管

用心的大体血管标本和心的血管铸型标本配合模型观察心的血管。

1. 动脉：营养心本身的动脉，有左、右冠状动脉。

（1）左冠状动脉：起于主动脉的左冠状动脉窦，向左行于左心耳与肺动脉干之间，然后分为前室间支和旋支。前室间支也称前降支。

（2）右冠状动脉：起于主动脉的右冠状动脉窦，行于右心耳与肺动脉干之间，再沿冠状沟右行，绕心下缘至膈面的冠状沟内。在后室间沟后端或右侧，分为后室间支和右旋支。

2. 静脉：在冠状沟、前室间沟、后室间沟内指认冠状窦、心大静脉、心中静脉和心小静脉。

（六）心包

在未切开和已切开心包的标本上观察。辨认纤维心包和浆膜心包，观察心包腔及横窦、斜窦和前下窦。

（七）心的体表投影

结合整体标本，在活体上定位。①左上点：位于左侧第 2 肋软骨的下缘，距胸骨侧缘约 1.2cm 处；②右上点：位于右侧第 3 肋软骨上缘，距胸骨侧缘约 1cm 处；③右下点：位于右侧第 7 胸肋关节处；④左下点：位于左侧第 5 肋间隙，距前正中线 7～9cm。

（姚荣中）

实验二　动　脉

【实验目的】

1. 掌握：主动脉的起始、分段、行程和主动脉弓的分支，颈总动脉、颈内动脉、颈外动脉的走行，颈外动脉主要分支名称，上、下肢动脉主干的名称和走行，腹部不成对脏器动脉及主要分支的名称及走行，子宫动脉的走行，面动脉、颞浅动脉、肱动脉、桡动脉、股动脉、足背动脉的压迫止血位置和体表摸脉点。

2. 熟悉：锁骨下动脉、肾动脉、髂总动脉、髂外动脉、髂内动脉的分支与分布，甲状腺上、下动脉的走行，肺动脉干的位置，肺动脉和肺静脉的名称。

3. 了解：动脉韧带的位置。

【实验材料】

去胸前壁的尸体标本，去胸、腹前壁及胸、腹、盆腔脏器（保留心脏）的躯干后壁动脉标本，全身动脉标本（完整尸体和上、下肢血管标本），头颈部血管标本，腹部及盆部血管标本，全身肌肉、血管、神经挂图。

【实验内容】

（一）肺动脉

在打开胸前壁的尸体标本上观察，肺动脉为一粗短的动脉干。起自右心室，在升主动脉前方向左后上方斜行，至主动脉弓下方分为左、右肺动脉。分叉处稍左侧有动脉韧带连于主动脉弓下缘。左、右肺动脉经肺门进入肺。

（二）主动脉

在去胸、腹前壁及胸、腹、盆腔脏器（保留心脏）的躯干后壁动脉标本上观察，主动脉分为升主动脉、主动脉弓、胸主动脉、腹主动脉四段。升主动脉从左心室发出，向右前上方斜行至右侧第 2 胸肋关节高度移行为主动脉弓，主动脉弓弓形弯向左后方达第 4 胸椎体下缘处向下移行为胸主动脉，胸主动脉沿脊柱下行，穿膈的主动脉裂孔，移行为腹主动脉，后者在腹腔内沿脊柱左前方下降，至第 4 腰椎体下缘处分为左、右髂总动脉。升主动脉在主动脉左、右窦处发出左、右冠状动脉。主动脉弓凸侧从右向左发出头臂干、左颈总动脉和左锁骨下动脉。头臂干行至右胸锁关节后方分为右颈总动脉和右锁骨下动脉。

（三）头颈部的动脉（取头颈部血管标本）

1. 观察颈总动脉、颈内动脉的起始、走行，指认颈动脉窦。左侧颈总动脉发自主动脉弓，右侧起于头臂干。两侧颈总动脉均经胸锁关节后方，沿食管、气管和喉的外侧上行，至甲状软骨上缘高度分为颈内动脉和颈外动脉。颈总动脉末端和颈内动脉起始部的膨大部分称颈动脉窦。颈总动脉分权后的方扁椭圆形小体称颈动脉小球。

2. 观察颈外动脉走行，寻认甲状腺上动脉、面动脉、颞浅动脉、上颌动脉、脑膜中动脉。对照标本，结合活体找出面动脉、颞浅动脉压迫止血点。

3. 观察锁骨下动脉的起始、走行。左侧起于主动脉弓，右侧起自头臂干。由胸锁关节后方斜向外至颈根部，呈弓状经胸膜顶前方，穿斜角肌间隙，至第 1 肋外缘延续为腋动脉。寻认椎动脉、胸廓内动脉、甲状腺下动脉。

（四）上肢的动脉

取上肢血管标本结合全身动脉标本观察腋动脉、肱动脉、桡动脉、尺动脉走行，掌浅弓与掌深弓的位置。对照标本，在活体上确定肱动脉的压迫止血点及测量血压部位，触摸桡动脉搏动。

1. 腋动脉：行于腋窝深部，至大圆肌下缘移行为肱动脉。

2. 肱动脉：沿肱二头肌内侧下行至肘窝，分为桡动脉和尺动脉。

3. 桡动脉：在前臂，先经肱桡肌与旋前圆肌之间，继而在肱桡肌腱与桡侧腕屈肌腱之间下行。桡动脉下段仅被皮肤和筋膜遮盖，是临床触摸脉搏的部位。

4. 尺动脉：在尺侧腕屈肌与指浅屈肌之间下行。

5. 掌深弓和掌浅弓：具体如下。

（1）掌浅弓：位于掌腱膜深面，弓的凸缘约平掌骨中部。

（2）掌深弓：位于屈指肌腱深面。

（五）胸部的动脉

在去胸、腹前壁及胸、腹、盆腔脏器（保留心脏）的躯干后壁动脉标本上观察胸主动脉的走行及肋间后动脉、肋下动脉的走行。

（六）腹部的动脉

在腹部血管标本上观察以下动脉。

1. 腹主动脉成对脏支。

（1）肾动脉：平第 1~2 腰椎椎间盘高度起于腹主动脉，横行向外，经肾门入肾。

（2）睾丸动脉：在肾动脉起始处稍下方由腹主动脉分出，沿腰大肌前面斜向外下方走行，穿入腹股沟管。

2. 腹主动脉不成对脏支。

（1）腹腔干：在主动脉裂孔稍下方起自腹主动脉，随即分为胃左动脉、肝总动脉和脾动脉。

（2）肠系膜上动脉：在腹腔干稍下方，起自腹主动脉前壁，经胰头与胰体交界处后方，十二指肠水平部前面进入肠系膜根。

（3）肠系膜下动脉：约平第3腰椎高度起于腹主动脉前壁，在腹后壁腹膜后面向左下走行。

（七）盆部的动脉

在盆部血管标本上观察髂总动脉、髂内动脉、髂外动脉、子宫动脉的走行。注意子宫动脉与输尿管的位置关系。子宫动脉沿盆腔侧壁下行，进入子宫阔韧带底部两层腹膜之间，在子宫颈外侧约2cm处从输尿管前上方跨过，再沿子宫侧缘纡曲上升至子宫底。

（八）下肢的动脉

取上肢血管标本观察股动脉、腘动脉、胫后动脉、胫前动脉、足背动脉的走行。对照标本，在活体上触摸股动脉、足背动脉的搏动点及压迫止血点。

1. 股动脉：在股三角内下行至腘窝，移行为腘动脉。在腹股沟韧带稍下方，股动脉位置表浅，可在此进行压迫止血。

2. 腘动脉：在腘窝深部下行，分为胫前动脉和胫后动脉。

3. 胫后动脉：沿小腿后面浅、深屈肌之间下行，经内踝后方转至足底，分为足底内侧动脉和足底外侧动脉两终支。

4. 胫前动脉：在小腿前群肌之间下行，至踝关节前方移行为足背动脉。

5. 足背动脉：足背动脉位置表浅，在踝关节前方，内、外踝连线中点，拇长伸肌腱的外侧可触及其搏动。

（姚荣中）

实验三　静脉、淋巴系统

【实验目的】

1. 掌握：上腔静脉、下腔静脉、头臂静脉、颈内静脉及锁骨下静脉的组成，静脉角的概念，头颈、四肢主要浅静脉的起始、走行位置及汇入，肝门静脉的组成、位置、收纳范围及侧支循环，胸导管、右淋巴导管的组成、走行位置、收纳范围和汇入，脾的位置、形态。

2. 熟悉：奇静脉的走行、汇入、收集，下颌下淋巴结、颈淋巴结、腋淋巴结群、肺门淋巴结和腹股沟浅淋巴结群及深淋巴结群。

3. 了解：胃、直肠、子宫周围淋巴结的位置、流注。

【实验材料】

完整尸体标本（示主要动、静脉），头颈和四肢深、浅静脉标本，腹、盆部静脉标本，肝门静脉系标本和模型，门－腔静脉吻合模型，示全身主要淋巴结标本，示胸导管和右淋巴导管标本，脾标本（或模型），静脉、淋巴系统挂图。

【实验内容】

（一）标本观察

在完整尸体标本上指认上腔静脉、头臂静脉、静脉角、下腔静脉、髂总静脉、髂内静脉及髂外静脉，观察各条静脉的走行和汇入。

1. 上腔静脉：由左、右头臂静脉汇合而成。沿升主动脉右侧下行，穿纤维心包，注入右心房。在穿纤维心包之前，有奇静脉注入。

2. 头臂静脉：由颈内静脉和锁骨下静脉在胸锁关节后方汇合而成。汇合处形成静脉角。左、右头臂静脉在右侧第1胸肋结合处后方汇合成上腔静脉。

3. 下腔静脉：由左、右髂总静脉在第4或第5腰椎体右前方汇合而成，沿腹主动脉右侧上行，经肝的腔静脉沟穿膈进入胸腔，注入右心房。

4. 髂总静脉：由髂外静脉和髂内静脉汇合而成。双侧髂总静脉伴髂总动脉上行至第5腰椎体右侧汇合成下腔静脉。

（二）头颈部的静脉

在头颈深、浅静脉标本上指认颈内静脉、颈外静脉、面静脉、下颌后静脉、危险三角。观察颈内静脉、颈外静脉走行（结合活体）。

1. 颈内静脉：在颈动脉鞘内沿颈内动脉和颈总动脉外侧下行，至胸锁关节后方与锁骨下静脉汇合成头臂静脉。

2. 颈外静脉：沿胸锁乳突肌表面下行，注入锁骨下静脉或静脉角。

（三）上肢的静脉

在上肢浅静脉标本上指认手背静脉网、头静脉、贵要静脉、肘正中静脉和注入部位，结合活体观察确认上述浅静脉的位置；在上肢深静脉标本上指认锁骨下静脉、腋静脉、肱静脉。

1. 上肢浅静脉：包括头静脉、贵要静脉、肘正中静脉及其属支。临床上常用手背静脉网、前臂和肘部前面的浅静脉取血、输液和注射药物。

（1）头静脉：起自手背静脉网的桡侧，沿前臂桡侧以及肱二头肌外侧沟上行，经三角胸大肌间沟注入腋静脉或锁骨下静脉。

（2）贵要静脉：起自手背静脉网的尺侧，沿前臂尺侧上行，至肘部经肱二头肌内侧沟行至臂中点平面，注入肱静脉。

（3）肘正中静脉：变异较多，通常在肘窝处连接头静脉和贵要静脉。

2. 上肢深静脉：与同名动脉伴行，且多为两条。

（四）胸部的静脉

在除去胸腔脏器的标本上观察奇静脉的走行、汇入和收集。

（五）下肢的静脉

在下肢浅静脉标本上指认大隐静脉及五条属支，小隐静脉。结合活体观察确认大隐静脉切开的位置。在上肢深静脉标本上指认股静脉、腘静脉。

1. 下肢浅静脉：具体如下。

（1）小隐静脉：起自足背静脉弓，经外踝后方，沿小腿后面上行，注入腘静脉。

（2）大隐静脉：是全身最长的静脉。起自足背静脉弓，经内踝前方，沿小腿、大腿内侧面上行，至耻骨结节外下方 3～4cm 处穿隐静脉裂孔，注入股静脉。在注入股静脉之前有股内侧浅静脉、股外侧浅静脉、阴部外静脉、腹壁浅静脉和旋髂浅静脉汇入。

2. 下肢深静脉：足和小腿的深静脉与同名动脉伴行，均为两条。

（六）腹部的静脉

1. 在腹盆部静脉标本上指认肾静脉、睾丸静脉（卵巢静脉），比较左、右肾静脉长短，观察左、右睾丸静脉注入的差异。肾静脉经肾动脉前面注入下腔静脉。左肾静脉比右肾静脉长，跨越腹主动脉的前面。

2. 取肝门静脉系标本结合模型在肝门静脉系标本上指认肝门静脉及其属支肠系膜上静脉、脾静脉、肠系膜下静脉、胃左静脉、附脐静脉，观察肝门静脉的合成及走行。

（1）肝门静脉：由肠系膜上静脉和脾静脉在胰头和胰体交界处的后方汇合而成，经下腔静脉前方进入肝十二指肠韧带，在肝固有动脉和胆总管的后方上行至肝门。

（2）肝门静脉的属支：包括肠系膜上静脉、脾静脉、肠系膜下静脉、胃左静脉、胃右静脉、胆囊静脉和附脐静脉等，多与同名动脉伴行。

（3）取门－腔静脉吻合模型指认食管静脉丛、直肠静脉丛、脐周静脉网。

（七）胸导管和右淋巴导管

在示胸导管和右淋巴导管标本上观察胸导管和右淋巴导管。

1. 胸导管：是全身最长最粗的淋巴导管，长 30～40cm。在示胸导管标本上轻轻提起食管的胸段，即可在脊柱胸段前方见到胸导管，向上出胸廓上口至颈根部，呈弓状弯曲注入左静脉角。胸导管的下端膨大称为乳糜池。

2. 右淋巴导管：注入右静脉角。

（八）全身主要淋巴结

在示全身主要淋巴结标本上观察全身主要淋巴结。

1. 下颌下淋巴结：位于下颌下腺附近。

2. 颈淋巴结：①颈外侧浅淋巴结沿颈外静脉排列；②颈外侧深淋巴结沿颈内静脉排列。

3. 腋淋巴结：位于腋窝内的血管周围。

4. 腹股沟淋巴结：可分浅、深两群，浅群位于腹股沟韧带下方及大隐静脉上段周围的阔筋膜浅面；深群位于阔筋膜的深面，股静脉根部的周围。

5. 肺门淋巴结：位于肺门处。

6. 腹部淋巴结：具体如下。

（1）腰淋巴结：位于腰椎体前面，沿腹主动脉及下腔静脉排列。

（2）腹腔淋巴结：位于腹腔干周围，其输出管入肠干。

（3）肠系膜上、下淋巴结：分别沿肠系膜上、下动脉根部周围排列。

（九）脾

在腹腔和离体脾标本上观察脾的位置与形态。

（1）脾的位置：位于左季肋区，在第 9～11 肋。

（2）脾的形态：利用游离标本观察，脾略呈长扁椭圆形。指认脾门和脾切迹。脾大时，可作为触摸的标志。

（姚荣中）

第七章 感觉器

【实验目的】

1. 掌握：眼球壁的层次及各层的形态和分部，眼球内容物的组成、形态和结构，眼球外肌的名称和作用，鼓室的结构，各听小骨的名称，咽鼓管的位置、形态和幼儿咽鼓管的特点。

2. 熟悉：外耳的组成，耳郭及外耳道的形态，内耳的分部及各部分的结构特点。

【实验材料】

眼球标本、模型和挂图，泪器的解剖标本，眼球外肌的解剖标本和模型，耳的解剖标本和模型，打开鼓室盖观察鼓膜及鼓室内听小骨的标本，头部矢状切面观察咽鼓管咽口标本，听小骨标本和模型，骨迷路及膜迷路的模型。

【实验内容】

（一）眼球

在眶解剖标本上观察，眼球位于眶内，近似球形，后方连有一粗大的视神经，经视神经管进入颅腔。

1. 眼球壁：在眼球标本上观察以下结构。

（1）纤维膜：可分为角膜和巩膜两部分。角膜为前 1/6 部分，无血管，有屈光作用。巩膜为后 5/6 部分，在标本上较坚韧，后部有视神经穿过。

（2）血管膜：由前向后分虹膜、睫状体和脉络膜三部分。

1）虹膜：位于角膜后方，虹膜中央有圆形的瞳孔。

2）睫状体：在眼球的水平面上呈三角形，位于巩膜与角膜移行处的内面，前部有许多向内突出的皱襞，称睫状突。睫状突的前部有呈放射状的睫状小带与晶状体相连。睫状体内的平滑肌为睫状肌，可调节晶状体的曲度。

3）脉络膜：占血管膜的后 2/3，具有营养眼球和吸收眼内散射光线的功能。

（3）视网膜：在血管膜内面，可分为盲部和视部。视部的后部有一白色的圆盘状隆起，称为视神经盘。在视神经盘的颞侧稍下方约 3.5mm 处，有一黄色小区，称为黄斑。黄斑的中央凹陷称中央凹，是感光和辨色最敏锐的部位。

2. 眼球的内容物：在眼球模型和标本上观察以下结构。

（1）眼房和房水：眼房是角膜与晶状体之间的腔隙，被虹膜分为眼前房和眼后房。房水由睫状体产生，是充满眼房内的液体。

（2）晶状体：位于虹膜与玻璃体之间，形似双凸透镜，借睫状小带连于睫状体。

（3）玻璃体：指充满于晶状体与视网膜之间的胶状物，具有屈光、支撑视网膜的作用。

（二）眼副器

1. 眼睑：结合活体观察，眼睑分上睑和下睑，上、下睑之间的裂隙称睑裂。睑裂的内、外侧角分别称内眦和外眦。

2. 结膜：结合活体观察，结膜为覆盖在眼睑后面与巩膜前面的透明黏膜。按其所在部位可分为睑结膜、球结膜、穹窿结膜。当上、下睑闭合时，结膜围成的囊状空隙称为结膜囊。

3. 泪器：取泪器的解剖标本、模型并结合活体观察以下结构。

（1）泪腺：位于上壁外侧的泪腺窝内。有若干排泄小管开口于结膜上穹的外侧部。

（2）泪道：在活体上翻起上、下睑，在上、下睑缘内侧端各有一小突起，其顶部有一小孔，称泪点。在模型上观察，泪小管起于泪点，开口于泪囊。泪囊位于泪囊窝内，其上部为盲端，下部移行为鼻泪管。在颅骨标本上观察鼻泪管，注意泪道之间的连通关系。

4. 眼球外肌：在眼球外肌的解剖标本和模型上观察以下内容。

（1）上睑提肌：在上直肌上，起自视神经管周围的总腱环，前行处为腱膜，止于上睑睑板。

（2）四块直肌（上直肌、下直肌、内直肌、外直肌）：均起于视神经管周围和眶上裂内侧的总腱环，止于巩膜上、下、内、外侧各部。内、外直肌的功能分别是使瞳孔转向内侧和外侧；上、下直肌可使瞳孔转向上内方和下内方。

（3）上斜肌：起自总腱环，在上直肌和内直肌之间前行，止于眼球上面的后外侧部，收缩时使瞳孔转向外下方。

（4）下斜肌：起自眶下壁的内侧近前缘处，止于眼球下面的后外侧部，收缩时使瞳孔转向外上方。

（三）外耳

取耳的解剖标本结合活体观察外耳。

1. 耳郭：在活体上对照图谱或互相观察。

2. 外耳道：为外耳门至鼓膜之间的弯曲管道，由外向内先向前上，后弯向前下，检查外耳道和鼓膜时应向后上方牵拉耳郭。但检查婴儿的鼓膜时，将耳郭向后下方牵拉。

3. 鼓膜：在鼓膜的标本和模型上观察。鼓膜位于外耳道与鼓室之间，呈浅漏斗状，其中心向内凹陷，称鼓膜脐。鼓膜上 1/4 为松弛部，下 3/4 为紧张部，从鼓膜脐向前下方有一三角形的反光区，称为光锥。

（四）中耳

由于锯开的颞骨标本区域狭小，难以观察清楚，故在耳放大的模型上观察中耳。

1. 鼓室：是颞骨岩部内的一个不规则含气小腔。鼓室内有 3 块听小骨和 2 块听小骨肌。

（1）鼓室的壁：上壁称鼓室盖，分隔鼓室与颅中窝；下壁称颈静脉壁，借薄层骨板与颈内静脉起始处分隔；前壁称颈动脉壁，上部有咽鼓管开口；后壁称乳突壁，上部有乳突窦开口，乳突窦口下方有一锥隆起，内藏镫骨肌；外侧壁称鼓膜壁，与外耳道分隔；内侧壁称迷路壁，此壁中部隆凸，称岬。岬的后上方有卵圆形孔，称前庭窗。岬的后下方有一圆孔，称蜗窗。

（2）听小骨：在游离标本和放大模型上观察，由外向内为锤骨、砧骨、镫骨。锤骨柄连于鼓膜内面，镫骨封闭前庭窗。听小骨之间以关节相连，构成听小骨链。

（3）听小骨肌：鼓膜张肌位于咽鼓管上方的小管内，止于锤骨柄，收缩时使鼓膜紧张。镫骨肌位于锥隆起内，止于镫骨，收缩向后外侧牵拉镫骨，以减轻对内耳的压力。

2. 咽鼓管：是连通咽与鼓室的管道。咽鼓管咽口平时闭合，当吞咽或张大口时开放。幼儿咽鼓管较成人短而平直，故咽部感染易引起中耳炎。

3. 乳突窦和乳突小房：乳突小房为颞骨乳突内的许多含气小腔。乳突窦是乳突小房与鼓室之间的小腔。在锯开的颞骨标本上观察，可见这些小腔互相交通。

（五）内耳

取内耳的放大模型和内耳透明模型观察，明确内耳在颞骨中的位置以及骨迷路和膜迷路的位置关系。

1. 骨迷路：具体如下。

（1）骨半规管：为 3 个相互垂直的半环形小管，分别称前、后、外骨半规管。3 个半规管共有 5 个脚与前庭连通。

（2）前庭：是骨迷路中部的椭圆形小腔，在前庭外侧壁上观察前庭窗和蜗窗。

（3）耳蜗：形似蜗牛壳，由蜗螺旋管环绕蜗轴两圈半构成，耳蜗的中轴称蜗轴，自蜗轴发出骨螺旋板，伸入蜗螺旋管，将蜗螺旋管分为上、下两部，上部称前庭阶，下部称鼓阶。

2. 膜迷路：在内耳放大的模型上观察以下结构。

（1）膜半规管：位于骨半规管内，膜壶腹内有壶腹嵴，为位觉感受器。感受旋转变速运动的刺激。

（2）椭圆囊和球囊：位于前庭内，在椭圆囊的内面有椭圆囊斑，球囊内的前壁上有球囊斑。椭圆囊斑和球囊斑均为位觉感受器，能接受直线变速运动的刺激。

（3）蜗管：在蜗螺旋管内，蜗管的横切断面呈三角形，上壁为前庭膜，与前庭阶相隔；下壁是螺旋膜，与鼓阶相隔。在螺旋膜上有螺旋器，是听觉感受器。

（张晓东）

第八章 神经系统

实验一 中枢神经系统

【实验目的】

1. 掌握：脊髓的位置、外形及结构，脑干的位置、外形及组成，小脑的位置、外形和功能，间脑的位置和分部，第三脑室的位置及连通，端脑的分叶及表面主要的沟和回，大脑皮质的功能定位，内囊的位置和分部。

2. 熟悉：脑神经核的名称、位置及作用。

【实验材料】

整体神经系统标本、模型和挂图，离体脊髓标本，脊髓节段标本、模型及挂图，离体脑干标本、模型及挂图，脊髓各段横切面标本、模型及挂图，脑神经核模型及挂图，小脑标本、模型及挂图，间脑标本、模型及挂图，端脑标本、模型及挂图。

【实验内容】

（一）脊髓

1. 脊髓的位置：在整体脊髓标本上观察，脊髓位于椎管内，上端在枕骨大孔处与延髓相连，下端在成人平第 1 腰椎体下缘，新生儿平第 3 腰椎，成人脊髓全长 $42 \sim 45 cm$。

2. 脊髓的外形：在离体脊髓标本上进行观察，脊髓呈前后略扁的圆柱形，有两个膨大，颈膨大（$C_5 \sim T_1$）和腰骶膨大（$L_2 \sim S_3$）。脊髓腰骶膨大以下逐渐变细呈圆锥状，称脊髓圆锥。自脊髓圆锥向下延伸出一条细丝称终丝，止于尾骨背面。在脊髓表面确认前正中裂、后正中沟、前外侧沟和后外侧沟。

3. 脊髓节段：在离体脊髓节段标本上观察，脊髓在外形上没有明显节段性，但每一对脊神经前、后根的根丝附着的范围即是一个脊髓节段。因为有 31 对脊神经，故脊髓也可分为 31 个节段，即颈髓（C）8 节、胸髓（T）12 节、腰髓（L）5 节、骶髓（S）5 节、尾髓（Co）1 节。

4. 脊髓的内部结构：利用离体脊髓横断面标本、模型和挂图进行观察。在脊髓横切面上可见中央有中央管，围绕中央管周围是"H"形的灰质。每侧灰质向前、后方伸出前角和后角，灰质周围是白质。

（二）脑干

在脑标本和模型上观察，脑干自下而上由延髓、脑桥和中脑三部分组成。延髓和脑桥的背面与小脑相连，它们之间的室腔为第四脑室，向下通延髓中央管，向上通中脑水管。

1. 脑干的外形：在脑干标本或模型上观察。

（1）腹侧面：延髓呈倒置的锥体形，上端以延髓脑桥沟与脑桥分界。下连脊髓，在前正中裂两侧有纵行隆起，称锥体。延髓下端可见锥体交叉。锥体外侧有卵圆形隆起称橄榄，锥体与橄榄之间有舌下神经根，橄榄后方自上而下依次有舌咽神经、迷走神经、副神经的根丝出入。

脑桥腹面宽阔膨隆，称脑桥基底部。基底部正中有纵行的浅沟，称基底沟。基底部向外逐渐变窄，移行为小脑中脚，移行处有三叉神经根。在延髓脑桥沟中，由内向外有展神经根、面神经根和前庭蜗神经根。延髓、脑桥与小脑的交角处称脑桥小脑角。

中脑腹侧有粗大的柱状纵行结构，称大脑脚；两脚之间为脚间窝，有动眼神经根出脑。

（2）背侧面：延髓下半部形似脊髓，后正中沟外侧有一对隆起，称薄束结节和楔束结节，延髓上半部构成菱形窝的下半部。

脑桥背侧面形成菱形窝的上半部，两侧是小脑上脚和下脚，两上脚间夹有薄层的白质层，称上髓帆，参与构成第四脑室顶。

中脑背面有两对圆形隆起，上方一对为上丘，下方一对为下丘。

2. 脑干的内部结构：利用脑干电动模型和挂图观察。脑干由灰质和白质构成，但结构远比脊髓复杂。

（1）脑干的灰质：具体如下。

1）脑神经核：在脑神经核模型上观察。①躯体运动核：包括动眼神经核、滑车神经核、展神经核及舌下神经核，支配舌肌和眼球外肌。②一般内脏运动核：包括动眼神经副核、上泌涎核、下泌涎核、迷走神经背核，支配瞳孔括约肌、泪腺、舌下腺、下颌下腺、腮腺及胸腹部的大部分脏器。③特殊内脏运动核：包括三叉神经运动核、面神经核、疑核、副神经核，支配咀嚼肌、表情肌、咽喉肌及胸锁乳突肌。④一般内脏感觉核：接受脏器和心血管的初级感觉纤维。⑤特殊内脏感觉核：接受味觉的初级感觉纤维。⑥一般躯体感觉核：包括三叉神经中脑核、三叉神经脑桥核、三叉神经脊束核，接受头面部皮肤与口、鼻腔黏膜的初级感觉纤维。⑦特殊躯体感觉核：包括蜗神经核和前庭神经核，接受内耳和平衡感受器的初级感觉纤维。

2）非脑神经核：不与脑神经直接相关，有薄束核、楔束核、下橄榄核、红核、黑质等。

（2）脑干的白质（上、下行纤维束）：利用传导通路模型和挂图观察。①内侧丘系：丘系交叉后上行组成内侧丘系，终于背侧丘脑的腹后外侧核。②脊髓丘系：脊髓丘脑束传导对侧躯干及上、下肢体的痛、温、触觉，进入脑干后，与从脊髓投向上丘的纤维结合在一起，称脊髓丘系。行于脊髓外侧区，止于腹后核。③三叉丘系：来自头、面部皮肤和口腔、鼻腔黏膜，传导痛、温、触觉，止于三叉神经脊束核和三叉神经脑桥核，此二核发出上行纤维至对侧，组成三叉丘系。④皮质脊髓束（锥体束）：起自大脑半球皮质，经内囊达脑干。大脑皮质还发出下行纤维，终于脑干的躯体运动核，这些纤维称皮质核束或皮质延髓束，与皮质脊髓束伴行，合成锥体系。

（三）小脑

利用小脑离体标本或模型、头部矢状切面标本进行观察。

1. 位置：小脑位于颅后窝，脑桥与延髓后方。小脑与脑干之间的腔隙称第四脑室。

2. 外形：上面平坦，下面中间凹陷；小脑中部狭窄的部分称小脑蚓，两侧的膨大部分称小脑半球。小脑下面近枕骨大孔处膨出部分称小脑扁桃体。

3. 分叶：可分绒球小结叶、前叶、后叶三个叶。

4. 功能：维持身体的平衡，调节肌张力，协调随意运动。

（四）间脑

在间脑标本和模型上观察。

1. 位置：位于中脑和端脑之间，其两侧和背面被大脑半球所遮盖。

2. 分部：可分为背侧丘脑、上丘脑、下丘脑、后丘脑、底丘脑5部分。

3. 第三脑室：具体如下。

（1）位置：两侧背侧丘脑和下丘脑之间的狭窄腔隙。

（2）连通：向前借室间孔通侧脑室；向后方经中脑水管通第四脑室。

（五）端脑

在离体的端脑标本或模型上观察。

1. 外形：左、右大脑半球之间有大脑纵裂，大脑半球与小脑之间有大脑横裂，大脑纵裂底连结两半球的横行纤维称胼胝体。

2. 分叶：大脑半球表面三条主要的沟，即外侧沟、顶枕沟、中央沟，将大脑半球分为五个叶，即额叶、顶叶、颞叶、岛叶、枕叶。

3. 大脑半球的重要沟回：具体如下。

（1）上外侧面：额叶有中央前沟、额上沟、额下沟，中央前回、额上回、额中回、额下回；顶叶有中央后沟、顶内沟，中央后回、顶上小叶、顶下小叶；颞叶有颞上沟、颞下沟，颞下回、颞中回、颞上回。

（2）内侧面：有中央旁小叶、舌回、距状沟、楔叶、扣带沟、扣带回。

（3）下面：有嗅球、嗅束、嗅三角、海马旁回、边缘叶等。

4. 端脑的内部结构：具体如下。

（1）侧脑室：指位于两侧大脑半球内的腔隙，内含脑脊液，分为中央部、下角、后角、前角四部。

（2）基底核：尾状核、豆状核、屏状核和杏仁体。

（3）大脑髓质：由大量的神经纤维组成，即联络纤维、连合纤维、投射纤维。投射纤维由联系大脑皮质与皮质下结构的上、下行纤维构成，这些纤维大部分通过内囊。内囊位于尾状核、背侧丘脑和豆状核之间，是由投射纤维构成的白质板。一侧内囊损伤，会出现对侧半运动、感觉障碍及双眼对侧半视野偏盲。

5. 大脑皮质功能定位：具体如下。

（1）第 1 躯体运动区：位于中央前回、中央旁小叶前部。

（2）第 1 躯体感觉区：位于中央后回、中央旁小叶后部。

（3）视区：位于枕叶内侧面距状沟两侧的皮质。

（4）听区：位于颞横回。

（5）语言区：运动性语言中枢（说话中枢）位于额下回后部，听觉性语言中枢（听话中枢）位于颞上回后部，书写中枢位于额中回后部，视觉性语言中枢（阅读中枢）位于角回。

（张晓东）

实验二　脊神经

【实验目的】

1. 掌握：脊神经的组成、数目、纤维成分及分支，臂丛各神经分布范围及损伤表现，胸神经前支的分布。

2. 熟悉：各神经丛的组成。

【实验材料】

头颈部解剖标本（示颈丛及分支），上肢解剖标本（示臂丛及分支），胸部解剖标本（示胸神经前支），腹部解剖标本（示腰丛及分支），盆部、下肢解剖标本（示骶丛及分支），脊神经组成模型和挂图。

【实验内容】

（一）脊神经概述

在脊神经模型和挂图上观察。脊神经共有 31 对，每对脊神经借前根和后根与脊髓相连，在椎间孔处合成脊神经。后根在椎间孔处有一椭圆形膨大，称脊神经节。脊神经出椎间孔后分为脊膜支、交通支、前支、后支。其中，前支粗大，分布于躯干前外侧、四肢肌和皮肤，除胸神经前支外，其余前支先交织成丛，再由丛分支分布。

（二）脊神经前支形成的丛

1. 颈丛：在头颈部解剖标本上观察，颈丛位于胸锁乳突肌上部深面。皮支在胸锁乳突肌后缘中点附近穿出。皮支有枕小神经、耳大神经、颈横神经、锁骨上神经。肌支的主要分支为膈神经，运动纤维支配膈肌，感觉纤维分布于心包、纵隔胸膜及膈腹膜等。

2. 臂丛：在上肢神经标本、模型及挂图上观察，臂丛由第 5 ~ 8 颈神经前支和第 1 胸神经前支大部分组成。

（1）肌皮神经：肌支支配肱二头肌、喙肱肌和肱肌，皮支分布于前臂外侧的皮肤。

（2）正中神经：肌支支配除肱桡肌、尺侧腕屈肌和指深屈肌尺侧半以外所有前臂屈肌及旋前肌；皮支分布于手掌桡侧 2/3 皮肤，桡侧三个半指的掌面皮肤。

（3）尺神经：肌支支配尺侧腕屈肌和指深屈肌尺侧半；皮支分布于小鱼际、尺侧一个半手指皮肤，第 3、4 指相邻侧只分布于近节背面的皮肤。

（4）桡神经：肌支支配肱三头肌、肱桡肌及前臂后群所有伸肌和旋后肌，皮支分布于手背桡侧半及桡侧两个半手指近节背面。

（5）腋神经：肌支支配三角肌和小圆肌，皮支分布于肩部和臂部上 1/3 外侧面。

3. 胸神经前支：在胸壁神经标本、模型及挂图上观察，胸神经前支共 12 对。除第 1 对胸神经前支大部分参加臂丛，第 12 对胸神经前支小部分参加腰丛外，其余均不成丛。第 1 ~ 11 对胸神经行于肋间隙，称肋间神经。第 12 对位于第 12 肋下方，称肋下神经。

第 7 ~ 11 肋间神经和肋下神经行于腹横肌与腹内斜肌之间，向前入腹直肌鞘。胸神经前支的皮支在胸、腹部具有明显的节段性：T_2 前支分布于胸骨角平面，T_4 前支分布于乳头平面，T_6 前支分布于剑突平面，T_8 前支分布于肋弓平面，T_{10} 前支分布于脐平面，T_{12} 前支分布于脐与耻骨联合连线中点平面。

4. 腰丛：在腹部神经标本、模型及挂图观察，腰丛由第 12 胸神经前支一部分、第 1 ~ 3 腰神经前支和第 4 腰神经前支一部分组成。位于腰大肌深面，腰椎横突前方。腰丛的主要分支如下。

（1）髂腹下神经：分布于腹壁肌、腹股沟区及下腹部皮肤。

（2）髂腹股沟神经：分布于腹壁肌、腹股沟部、阴囊或大阴唇皮肤。

（3）股外侧皮神经：分布于股外侧部皮肤。

（4）生殖股神经：分布于提睾肌和阴囊（男性），或大阴唇（女性）。

（5）闭孔神经：肌支分布于大腿内收肌群，皮支分布于大腿内侧面的皮肤。

（6）股神经：肌支支配耻骨肌、股四头肌和缝匠肌，皮支分布于大腿前面皮肤。隐神经是最长的皮支，分布于小腿前内侧面及足内缘的皮肤。

5. 骶丛：在盆腔、下肢神经标本、模型及挂图上观察，骶丛由腰骶干（第 4

腰神经前支余部和第 5 腰神经前支）和全部骶、尾神经前支组成。位于骶骨及梨状肌前面，髂内动脉的后方。分布于盆壁、臀部、会阴、股后部、小腿及足部的肌肉和皮肤。骶丛的主要分支如下。

（1）臀上神经：分布于臀中肌、臀小肌及阔筋膜张肌。

（2）臀下神经：分布于臀大肌。

（3）股后皮神经：分布于臀区、股后区和腘窝的皮肤。

（4）阴部神经：包括肛神经、会阴神经、阴茎（蒂）神经，分布于肛门、会阴部和外生殖器的肌肉和皮肤。

（5）坐骨神经：是全身最粗大的神经，经梨状肌下孔至臀大肌深面，经坐骨结节与大转子之间达股后，股二头肌深面至腘窝上方分为胫神经、腓总神经。分布于大腿后群肌。

（张晓东）

实验三 脑神经、内脏神经

【实验目的】

1. 掌握：脑神经出入颅的部位及与脑相连的部位，十二对脑神经的名称、分支及分布，动眼神经、三叉神经、面神经和迷走神经走行及重要分支分布，交感神经低级中枢的所在部位，交感干的位置及组成，副交感低级中枢所在的位置，副交感神经节的位置，节后纤维的行程及分布。

2. 熟悉：主要内脏神经丛的位置。

【实验材料】

胸、骶段脊髓横切厚片的内脏神经标本，头、颈、胸、腹及盆的血管神经解剖标本，已解剖出三叉神经各分支并可观察睫状神经节、翼腭神经节、下颌下神经节及耳神经节的头部离体标本，盆会阴正中矢状切面标本（示盆神经丛），内脏神经模型及挂图，头颈正中矢状切面标本，脑底面带神经根的标本，眶内显示眼外肌及支配眼外肌的动眼神经、滑车神经及展神经标本，显示三叉神经节及节上发出的眼神经、上颌神经和下颌神经及分支标本，面部浅层带腮腺的标本（显示面神经的肌支浅出的部位），带颈、胸、腹主要脏器的离体标本（观察第 IX、X、XI 对脑神经），脑神经的模型和挂图。

【实验内容】

（一）标本观察

在脑底面带神经根的标本上观察各脑神经的连脑部位。

（二）十二对脑神经的行程、分支和分布

1. 嗅神经：在脑底面带神经根的标本上寻认嗅神经，并观察其穿过筛孔情况。

2. 视神经：在眶内显示眼外肌及支配眼外肌的标本上观察，视神经向后穿视神经管入颅腔，形成视交叉。经视束止于外侧膝状体，传导视觉冲动。

3. 动眼神经：自中脑脚间窝出脑，向前经海绵窦外侧壁穿眶上裂入眶。运动纤维支配提上睑肌、上直肌、下直肌、内直肌及下斜肌；副交感纤维支配睫状肌和瞳孔括约肌。

4. 滑车神经：自中脑背侧下丘下方出脑，经眶上裂入眶，支配上斜肌。

5. 三叉神经：在切除脑的颅底标本、眼外肌及神经标本上观察三叉神经节位置，三叉神经的主要分支及分布。

（1）眼神经：沿海绵窦外侧壁，经眶上裂入眶，分为三支。①鼻睫神经：分布于鼻背、泪腺、鼻黏膜及眼睑皮肤。②额神经：分布于上睑及额顶部皮肤。③泪腺神经：分布于泪腺和结膜。

（2）上颌神经：经圆孔出颅，至翼腭窝内分为数支。①眶下神经：分布于下睑、外鼻及上唇皮肤。②上牙槽神经后支：分布于上颌窦、前磨牙及磨牙。

（3）下颌神经：肌支支配咀嚼肌。感觉支分布如下。①颊神经：分布于颊部皮肤和黏膜。②耳颞神经：分布于腮腺、外耳道及颞区皮肤。③舌神经：分布于口腔底及舌前 2/3 黏膜。

6. 展神经：在眼外肌及神经的标本上观察，自脑桥延髓沟出脑，经眶上裂入眶，支配外直肌。

7. 面神经：在面神经及分支标本上观察，从脑桥延髓沟发出后入内耳门，穿内耳道底入面神经管，出茎乳孔后入腮腺。在腮腺前缘发出颞支、颧支、颊支、下颌缘支及颈支。支配表情肌及颈阔肌。

面神经管内的分支有：①鼓索分布于舌前 2/3 黏膜的味蕾、下颌下腺和舌下腺。②岩大神经分布于泪腺及鼻、腭部的黏液腺。③镫骨肌神经支配镫骨肌。

8. 前庭蜗神经：由前庭神经和蜗神经组成，前庭神经传导平衡觉，蜗神经传导听觉。

9. 舌咽神经：于延髓橄榄后上部出脑，经颈静脉孔出颅。主要分支有：①舌支，分布舌后 1/3 黏膜和味蕾。②咽支，分布于咽肌和咽黏膜。③鼓室神经，支配腮腺。④颈动脉窦支，分布于颈动脉窦和颈动脉小球。⑤扁桃体支，分布于腭扁桃体、软腭及咽峡黏膜。

10. 迷走神经：取头颅连躯干的神经标本观察其行程、分支及分布。

（1）行程：迷走神经于延髓橄榄后沟出脑，经颈静脉孔出颅，入颈部，经胸廓上口入胸腔。左迷走神经下降至主动脉弓前方，在肺根的后方分出数小支，加入左肺丛，在食管前面形成食管前丛，至食管下端汇合成迷走前干。右迷走神经经右锁骨下动、静脉之间下行，在肺根的后方分出数支，至食管的后面，构成食管后丛，

至食管胸段下端汇合成迷走后干。迷走神经前、后干随食管经穿膈的食管裂孔入腹腔，分支分布至胃的前、后面。

（2）主要分支及分布：具体如下。

1）喉上神经：于舌骨大角处分为两支。内支分布于会厌舌根及声门裂以上的喉黏膜，外支支配环甲肌。

2）喉返神经：分布于声门裂以下的喉黏膜及除环甲肌以外的所有喉肌。

11. 副神经：经颈静脉孔出颅，分为内、外两支。内支加入迷走神经分布于咽喉肌，外支支配胸锁乳突肌和斜方肌。

12. 舌下神经：于延髓锥体与橄榄之间出脑，经舌下神经管出颅。分布于全部舌内肌、颏舌肌、茎突舌肌及舌骨舌肌。

（三）内脏神经

内脏神经主要指分布于内脏、心血管、平滑肌和腺体的神经，其按性质可分为内脏运动神经和内脏感觉神经。内脏运动神经支配平滑肌、心肌和腺体的分泌，不受意识控制，又称自主神经。内脏运动神经根据形态结构和生理特点不同，分为交感神经和副交感神经。

1. 交感神经：具体如下。

（1）中枢部：低级中枢位于脊髓第 1 胸段至第 3 腰段的侧角。

（2）周围部：由交感神经节、交感干、神经丛组成。

1）交感神经节：椎旁节位于脊柱两侧，椎前节位于椎体前方。

2）交感干：位于脊柱两侧，呈串珠状，由交感干神经节与节间支组成，上起自颅底，下至尾骨前方，汇合于奇神经节。

在模型上观察交感神经节前纤维的走行：①终止于相应的椎旁神经节，并换神经元。②在交感干内上升或下降，在上方或下方的椎旁神经节换元。③穿椎旁神经节，终于椎前节并换元。

在模型上观察交感神经节后纤维的走行：①经灰交通支返回脊神经，随脊神经分布于躯干和四肢的血管、汗腺和竖毛肌。②攀附动脉走行形成神经丛，分支分布到所支配的器官。③离开交感干直接到达所支配的脏器。

注意：在标本上肉眼观察不易区别两种交通支。

交感神经节：①颈部。取颈部深层标本观察，颈上神经节最大，位于第 1～3 颈椎横突前方。颈中神经节最小，位于第 6 颈椎横突平面。颈下神经节位于第 7 颈椎横突前方。②胸部。在示内脏神经的完整尸体或模型上观察，胸神经节有 10～12 对，位于肋骨小头的前方。③腰部。腰神经节有 3～5 对，位于腰椎体的前外侧。④盆部。有 4 对骶神经节，位于骶骨前面，骶前孔内侧；奇神经节位于尾骨前方。

2. 副交感神经：具体如下。

（1）低级中枢部：脑干的内脏运动核和位于第 2～4 脊髓骶段的副交感核。

（2）副交感神经节。

1）器官旁节：位于器官附近，如睫状神经节、下颌下神经节、翼腭神经节、耳神经节。

2）器官内节：位于所支配器官的壁内。

（3）脑干的副交感神经。

1）动眼神经副核：节后纤维支配瞳孔括约肌、睫状肌。

2）上泌涎核：节后纤维分布于泪腺、下颌下腺、舌下腺、鼻腔、口腔黏膜的腺体。

3）下泌涎核：节后纤维分布于腮腺。

4）迷走神经背核：节后纤维分布于心、肺、肝、脾、肾和结肠左曲以上消化管。

（4）骶部副交感神经：节后纤维支配结肠左曲以下的消化管、盆腔脏器及外阴。

3. 内脏神经丛：具体如下。

（1）心丛：在纵隔标本上观察，浅丛位于主动脉弓下方，深丛位于气管杈的前面，分支布于心。

（2）肺丛：结合模型或多媒体观察，肺丛位于肺根的前、后方，分支布于肺。

（3）腹腔丛：在腹后壁标本或模型上观察，腹腔丛是最大的内脏神经丛，位于腹主动脉上段前方，腹腔干和肠系膜上动脉根部周围。

（4）腹下丛：利用挂图观察，上腹下丛位于第 5 腰椎体前面，两侧髂总动脉之间。

（张晓东）

实验四　神经系统传导通路

【实验目的】

1. 掌握：痛、温度和粗触觉传导通路，视觉传导通路和瞳孔对光反射，锥体系的组成、走行及支配，核上瘫和核下瘫的区别。

2. 熟悉：本体感觉传导通路。

【实验材料】

本体感觉传导通路模型和挂图，痛、温度和粗触觉传导通路模型和挂图，视觉传导通路和瞳孔对光反射模型和挂图，锥体系模型和挂图，锥体外系模型和挂图。

【实验内容】

（一）本体感觉传导通路

本体感觉又称深感觉，是指肌、腱、关节的位置觉、运动觉和振动觉。此外，还传导皮肤的精细触觉。此通路由三级神经元组成。

1. 第 1 级神经元：为脊神经节细胞。其周围突分布于肌、腱、关节等处本体觉感受器和皮肤的精细触觉感受器。中枢突经脊神经后根进入脊髓后索，组成薄束核楔束，向上止于薄束核和楔束核。

2. 第 2 级神经元：胞体在薄束核和楔束核内。两核发出纤维经内侧丘系交叉，形成内侧丘系，终于丘脑的腹后外侧核。

3. 第 3 级神经元：胞体位于丘脑腹后外侧核。纤维经内囊后肢投射到大脑皮质中央后回中、上部和中央旁小叶后部。

（二）痛觉、温度觉和粗触觉传导通路

1. 躯干、四肢的浅感觉传导通路：具体如下。

（1）第 1 级神经元：为脊神经节细胞，周围突分布于躯干、四肢皮肤的感受器；中枢突经后根入脊髓背外侧束，上升 1～2 节脊髓节段进入灰质后角的固有核。

（2）第 2 级神经元：胞体位于后角的固有核。轴突经白质前连合交叉至对侧外侧索和前索，上行成脊髓丘系，终于丘脑的腹后外侧核。

（3）第 3 级神经元：胞体在丘脑的腹后外侧核，轴突经内囊后肢投射到大脑皮质中央后回中上部和中央旁小叶后部。

2. 头面部浅感觉传导通路：具体如下。

（1）第 1 级神经元：三叉神经节细胞。周围突分布于头、面部皮肤和黏膜的感受器；中枢突组成三叉神经感觉根入脑桥，传导痛、温觉；纤维下降形成三叉神经脊束，止于三叉神经脊束核，传导触觉的纤维止于三叉神经脑桥核。

（2）第 2 级神经元：三叉神经脊束核和三叉神经脑桥核。两核发出纤维交叉到对侧形成三叉丘系，上行终于丘脑的腹后内侧核。

（3）第 3 级神经元：丘脑的腹后内侧核，轴突经内囊后肢投射到大脑皮质中央后回下部。

（三）视觉传导通路

第 1 级神经元为视网膜的双极细胞；第 2 及神经元为节细胞，轴突形成视神经，止于外侧膝状体；第 3 级神经元胞体在外侧膝状体内，外侧膝状体发出的纤维组成视辐射，经内囊后肢投射到距状沟周围皮质。

（四）锥体系

锥体系主要由上运动神经元和下运动神经元组成，控制骨骼肌随意运动。上运动神经元位于中央前回和中央旁小叶前部的椎体细胞，轴突组成下行锥体束，止于脑神经运动核的纤维称皮质核束；止于脊髓前角运动神经元的纤维称皮质脊髓束。下运动神经元为脑神经运动核和脊髓前角运动神经元。

1. 皮质脊髓束：中央前回中上部和中央旁小叶前部的轴突下行组成皮质脊髓束。在锥体下端形成锥体交叉（大部分）到对侧，形成皮质脊髓侧束，逐节止于同

侧前角运动细胞，支配四肢肌。未交叉的纤维形成皮质脊髓前束，支配躯干、四肢骨骼肌运动。皮质脊髓前束中一部分不交叉，止于同侧前角运动细胞，支配躯干肌。

2. 皮质核束：由大脑皮质中央前回的下部锥体细胞的轴突集合而成，经内囊膝部、中脑，至大脑脚底 3/5 内侧部，发出纤维大部分终止于双侧脑神经运动核。小部分纤维终止于对侧的面神经核和舌下神经核。

（张晓东）

实验五　脑和脊髓的被膜、血管及脑脊液循环

【实验目的】

1. 掌握：海绵窦的位置及交通，脑脊液的产生和循环途径，硬膜外隙、蛛网膜下隙的位置及临床意义，椎动脉、基底动脉的行径及其主要分布。

2. 熟悉：脑和脊髓的被膜的组成、位置及形态特征，硬脑膜的组成特点、形成的结构及硬脑膜窦。

【实验材料】

脊髓被膜标本及切除椎管后壁，剖开脊髓被膜，示大脑镰、小脑幕、硬脑膜、海绵窦硬膜外隙、蛛网膜下隙及终池；脑和脊髓动脉完整标本，示大脑动脉环及基底动脉；脑室标本、模型及挂图；脑静脉完整标本，示硬脑膜窦注入颈内静脉途径；脑和脊髓的被膜、血管、模型和脑室的挂图或多媒体。

【实验内容】

脑和脊髓表面包有三层被膜，由外向内依次为硬膜、蛛网膜和软膜。具有支持、保护营养脑和脊髓的作用。

（一）脊髓的被膜

在脊髓被膜标本及切除椎管后壁的标本上观察脊髓的三层被膜。

1. 硬脊膜：由致密结缔组织构成，厚而坚韧，上端与硬脑膜延续，下部在第 2 骶椎水平逐渐变细，包裹终丝，末端附于尾骨。硬膜外隙位于硬脊膜与椎管内面骨膜之间，是临床硬膜外麻醉的部位。

2. 脊髓蛛网膜：紧贴硬脊膜内，与脑蛛网膜相续。蛛网膜与软脊膜之间较宽阔，称蛛网膜下隙。蛛网膜下隙下部马尾周围扩大称终池。临床上，常在第 3、4 或第 4、5 腰椎间进行腰椎穿刺不伤脊髓。

3. 软脊膜：紧贴脊髓表面，并深入脊髓的沟、裂内，在脊髓下端构成终丝。

（二）脑的被膜

在硬脑膜标本和模型上观察脑的被膜。

1. 硬脑膜：由外层的颅骨内膜和内层的硬膜合成。内层形成大脑镰、小脑幕等结构。硬脑膜与颅盖骨结合疏松，损伤易引起硬膜外血肿；硬脑膜与颅底结合紧密，颅底骨折时易将硬脑膜与脑蛛网膜同时撕裂，使脑脊液外漏。

硬脑膜在某些部位内、外两层未愈合，留有腔隙，称硬脑膜窦。包括：①上矢状窦，位于大脑镰上缘；②下矢状窦，位于大脑镰下缘；③直窦，位于大脑镰与小脑幕结合处，向后通窦汇；④横窦，位于枕骨内面横窦沟内；⑤乙状窦，位于乙状沟内；⑥海绵窦，位于垂体窝两侧，窦内侧壁有颈内动脉、展神经通过；窦外侧壁有动眼神经、滑车神经、眼神经和上颌神经通过。

2. 脑蛛网膜：薄而透明，无血管和神经。脑蛛网膜与软脑膜之间有蛛网膜下隙，其内充满脑脊液。在上矢状窦附近蛛网膜呈颗粒状突入窦内，称蛛网膜粒。

3. 软脑膜：紧贴脑的表面，对脑有营养作用。

（三）脑脊液及其循环

在脑脊液循环电动模型和挂图上观察脑脊液及其循环。

左、右侧脑室脉络丛产生脑脊液，经室间孔入第三脑室，汇合第三脑室的脑脊液，经中脑水管入第四脑室，再汇合第四脑室的脑脊液，经第四脑室正中孔及外侧孔进入蛛网膜下隙。

（四）脑的血管

利用脑血管标本和模型观察脑的血管。

1. 脑的动脉：来源于颈内动脉和椎－基底动脉。颈内动脉供应大脑半球前2/3及部分间脑；椎－基底动脉供应大脑半球后1/3、间脑后部、小脑和脑干。

（1）颈内动脉：起自颈总动脉，自颈内动脉管入颅后，向前穿过海绵窦，主要分支有大脑前动脉和大脑中动脉。大脑前动脉位于大脑纵裂内，分布于顶枕沟以前的大脑半球内侧面和上外侧面上缘。大脑中动脉是颈内动脉的直接延续，分布于大脑半球背外侧面的大部分和岛叶。

（2）椎动脉：起自锁骨下动脉，向上穿第6至第1颈椎横突孔，经枕骨大孔入颅，在脑桥基底部下缘左、右合成一条基底动脉。

2. 脑的静脉：不与动脉伴行，分浅、深两组。浅静脉主要有大脑上、中、下静脉。深静脉形成大脑大静脉，注入直窦。

（张晓东）

第九章　内分泌系统

【实验目的】

1. 掌握：垂体、甲状腺、甲状旁腺、肾上腺的位置和形态，内分泌腺的结构和功能。

2. 熟悉：内分泌系统的构成和功能，松果体的位置和形态。

【实验材料】

显示新生儿内分泌腺的标本，颈部解剖标本，头部正中矢状切标本，脑外形标本，内分泌腺的模型和挂图，小儿纵隔标本，腹膜后间隙器官标本。

【实验内容】

（一）内分泌腺的概观

在显示新生儿全身内分泌腺的标本上观察内分泌腺，全身各部的内分泌腺和内分泌组织构成内分泌系统。

（二）甲状腺及甲状旁腺

1. 甲状腺：取颈部解剖标本（带甲状腺）或新生儿标本观察。甲状腺位于颈前部，呈"H"形。两侧叶位于喉下部和气管颈部前外侧，左、右侧叶上达甲状软骨的中部，下抵第 6 气管软骨环。两侧叶之间为甲状腺峡，峡部位于第 2～4 气管软骨环的前方。有时自峡向上伸出一锥状叶，长者可达舌骨。

2. 甲状旁腺：取甲状腺标本观察。甲状旁腺为两对黄豆大小的扁椭圆形小体。上一对一般位于甲状腺侧叶后面的中、上 1/3 交界处，下一对多位于甲状腺侧叶后面下端的甲状腺下动脉附近。要注意的是甲状旁腺的数目和位置变化较大，有时埋入甲状腺实质内，寻找辨认困难。临床上做甲状腺次全切除时，一定要保留甲状腺侧叶的后部，目的是避免甲状旁腺被切除。

（三）垂体和松果体

1. 垂体：取头部正中矢状切面标本观察。垂体呈椭圆形，位于颅中窝、蝶骨体上面的垂体窝内，上端借漏斗连于下丘脑。垂体分为前方的腺垂体和后方的神经垂体两部分。

2. 松果体：利用头部正中矢状切面标本、脑干带垂体和松果体的标本观察。松果体为一椭圆形小体，位于背侧丘脑的后上方，以细柄连于第三脑室顶的后部。儿童期较发达，一般 7 岁后逐渐萎缩，成年以后不断有钙盐沉着，常可在 X 线片上见到。

（四）肾上腺

取腹膜后间隙器官标本观察，肾上腺位于腹膜之后，是成对的腹膜外位器官，位于肾的上内方。肾上腺与肾共同包裹在肾筋膜内。肾上腺左侧较大近似半月形，右侧稍小呈三角形。肾上腺前面有不太明显的门，有血管、神经、淋巴管等出入。

（五）胸腺

在幼儿纵隔标本上观察，胸腺位于胸骨柄后方，上纵隔前部，心包的上方及出入心脏的大血管前面，有时可向上突入颈根部。胸腺可分为大小不对称的左、右两叶，每叶呈上窄下宽的扁条状。新生儿和幼儿的胸腺相对较大，性成熟后最大，以后逐渐萎缩退化，成人胸腺常被结缔组织所代替。

（张晓东）

第二部分　组织学与胚胎学

第一章　基本组织

实验一　光学显微镜的使用方法与上皮组织

【实验目的】

1. 掌握：光学显微镜的使用，上皮组织的分类。
2. 熟悉：各类被覆上皮的结构特点及分布。
3. 了解：光学显微镜的构造。

【实验材料】

光学显微镜，香柏油，擦镜纸，空肠切片（HE 染色），食管切片（HE 染色），甲状腺切片（HE 染色），气管切片（HE 染色），膀胱切片（HE 染色），肠系膜铺片（硝酸银镀染）。

【实验内容】

（一）显微镜的构造及使用方法

教师用 1 台显微镜给学生示教，讲解显微镜的构造、使用方法及使用注意事项。

1. 显微镜的构造：显微镜由机械部分和光学部分组成。

（1）机械部分：镜筒、物镜转换器、滤色片架、载物台、推进器、粗调焦螺旋和细调焦螺旋。

（2）光学部分：①光源，是显微镜的灯光照明系统，由自然反光镜或电光源构成；②聚光器，主要作用是聚集光源；③光栏，控制光量；④物镜，低倍镜是 4× 和 10×，高倍镜是 40×，油镜是 100×；⑤目镜，常用放大倍数为 10× 的目镜（物像的放大倍数 = 目镜倍数 × 物镜倍数）。

2. 显微镜的使用方法：具体如下。

（1）准备：将显微镜摆放于合适位置，调整观察显微镜的姿势，设置物镜、目镜，选定光源。

（2）对光：通过目镜可见一均匀圆形的白色光区。

（3）装片：将组织切片夹在载物台上（注意盖玻片向上），用推进器调节切片，将有组织的部分对准中央孔。

（4）低倍镜观察：从侧面观察低倍镜头，旋转粗调焦螺旋使镜头接近切片为止

（注意镜头不能接触切片）。从目镜观察，慢慢转动粗调焦螺旋，使载物台下降至物像清楚为止，同时旋转细调焦螺旋，边旋转边观察，直到视野物像清晰为止。

（5）高倍镜观察：需转换高倍镜时，必须先在低倍镜下将要观察的部分移到视野正中，然后直接转换高倍镜头，此时镜下隐约可见物像，再稍微转动细调焦螺旋，即可看清楚物像。

（6）油浸镜观察：需用油镜观察时，先用高倍镜做初步观察后，降下载物台（或提高镜筒），转油镜，在切片盖玻片上滴上微量香柏油，再将镜头下降接近切片并浸泡于油内。用微调节对好焦，使用左右来回搜寻的方法观察切片中组织细胞结构。油镜用完后，须用擦镜纸蘸少许二甲苯将物镜及切片上的油拭去，再用干净擦镜纸轻轻拭抹镜头。

（7）显微镜恢复零位：观察完毕，取下切片放回切片盒；反光镜镜面呈左右方向竖立，将物镜转成"八"字形，下降载物台至最低位置，关闭光栏，关掉光源，盖上镜罩，填写好使用卡。

3. 显微镜使用注意事项。

（1）携取：一手握镜臂，另一手托住镜座。

（2）放置：镜台向前，镜臂向后，置于工作台偏左侧。

（3）保护：使用时，勿使灰尘、湿气、水滴、药品等沾污显微镜的任何部位；禁用口吹或手抹目镜、物镜上的灰尘或污物，要用擦镜纸或绸布拭净，以免损坏透镜；严禁拆卸、调换和玩弄目镜、物镜；使用调节器时动作要轻，以免损坏；离开座位时，需将显微镜扶直，并推至桌子中央，以免撞翻。

（4）收藏：使用完毕，将镜臂转至垂直位，移去玻片，升高镜筒，将物镜转至两侧，不使任一物镜对准圆孔；然后再转动粗调节器，使镜筒（或载物台）下降至最低处，将反光镜折回原来的位置（或关闭电、光源），拭净镜座、镜台；最后装回柜内（或罩上防尘罩）。

4. 显微镜下绘图方法及要求：在组织学与胚胎学的实验过程中，绘图是一项重要的基本技能训练。通过绘图，能加深对所学知识的理解和记忆，并训练绘图技巧。以下是绘图方法及要求。

（1）准确选择视野：在全面观察的基础上选择有代表性或结构典型的部位，尽可能描绘出一部分能概括整个组织或器官的主要内容。

（2）实事求是：绘图必须是看到什么内容就绘什么，要注意各种结构之间的大小比例，位置及颜色，正确地反映镜下所见。

（3）用红蓝铅笔绘图：HE染色切片细胞核和嗜碱性颗粒等要用蓝笔绘制，细胞质和嗜酸性颗粒等用红笔绘制。

（4）其他：视野用圆形表示，其直径为 6~7cm，要求画在报告纸的中部偏左上方。绘图后用黑铅笔在图右侧标线及注明各种结构名称，标线要平行整齐。图上方要写出实验序号及实验名称，图右下方注明所观察标本的名称、染色方法、放大倍数和实验日期等。

（二）上皮组织

实验示教教师显微数码互动或幻灯片示教六种上皮的细胞形态及组织结构特点（单层扁平上皮只做示教），纤毛、微绒毛和基膜的光镜形态结构及电镜的超微结构。学生自己观察切片。

1. 单层立方上皮：甲状腺切片，HE 染色。

（1）肉眼观察：粉红色的大片组织是甲状腺，紫蓝色的小块椭圆形组织是甲状旁腺。

（2）低倍镜观察：甲状腺实质内有许多大小不等的圆形滤泡。每个滤泡壁由一层上皮细胞组成，滤泡中央充满的粉红色均质块状物为胶质。

（3）高倍镜观察：甲状腺滤泡上皮由一层立方形细胞紧密排列形成，但细胞分界不明显，细胞质着粉红色；细胞核圆，着紫蓝色，位于细胞中央，可见核仁。

2. 单层柱状上皮：空肠切片，HE 染色。

（1）肉眼观察：标本为长条形，一侧较平坦，染成红色；另一侧凹凸不平，染成紫蓝色。紫蓝色部分即为上皮组织所在部位（肠腔面）。

（2）低倍镜观察：找到肠腔面，可见许多高低不平的小肠绒毛。绒毛表面被覆单层柱状上皮。上皮有两个面：游离面即为肠内腔面，没有任何组织相连接；其相对的另一面是基底面，与结缔组织相连接。

（3）高倍镜观察：黏膜上皮细胞呈柱状，排列紧密而整齐。细胞质着浅红色，细胞核呈椭圆形或长杆状，着紫蓝色，位于细胞基底部（绘图）。

3. 假复层纤毛柱状上皮：气管切片，HE 染色。

（1）肉眼观察：标本为气管横断面，呈环形。靠腔面有一薄层紫蓝色组织，此为假复层纤毛柱状上皮。

（2）低倍镜观察：上皮表面和基底面都很平整，上皮表面有一层纤毛，上皮细胞核位置高低不一，似复层上皮。基膜明显。

（3）高倍镜观察：上皮游离面有纤毛，基底面可见一细条粉红色结构，即为基底膜，上皮细胞都与基底膜相连。组成上皮的细胞有 4 种，镜下要求辨认柱状细胞和杯状细胞，梭形细胞和锥形细胞不要求分辨。①柱状细胞：数量最多，呈柱状。游离面达到腔面，且有一排整齐而细长的纤毛。细胞核较大，呈卵圆形，位置较高，细胞质红染。②杯状细胞：散在于其他细胞之间，形似高脚酒杯，上部宽大，底部细窄。细胞顶端到达上皮表面，染色浅，其游离面无纤毛。细胞核呈三角形或扁圆形，位于细胞基底部。

4. 复层扁平上皮：食管切片，HE 染色。

（1）肉眼观察：标本为食管横切面，管腔面因有数条皱襞而凹凸不平，靠近腔面呈紫蓝色的一层即为复层扁平上皮。

（2）低倍镜观察：食管黏膜上皮细胞层数约数十层，各层细胞形态不一。上皮基底面呈波浪状，与深部结缔组织连接。

（3）高倍镜观察：基底层细胞呈矮柱或立方状，排列紧密，细胞界限不清，细胞核呈卵圆形，着色深，细胞质嗜碱性较强，着色也较深。中间部有几层体积较大的多边形细胞，分界清楚，细胞质着色浅，细胞核圆，位于细胞中央。近游离面有数层扁平细胞，细胞核呈扁圆形或梭形。食管上皮无角化现象。

5. 变移上皮：膀胱（收缩状态）切片，HE染色。

（1）肉眼观察：标本为膀胱横切面，管腔面因有皱襞而凹凸不平，靠近腔面呈紫蓝色的一层即为复层扁平上皮。

（2）低倍镜观察：膀胱黏膜上皮细胞层数有6~7层，各层细胞形态不一。上皮基底面呈波浪状，与深部结缔组织连接，基膜不明显。

（3）高倍镜观察：基底层细胞呈矮柱或立方状，排列紧密，细胞界限不清，细胞核呈长圆形，着色深。中间部有几层细胞形态不规则，细胞核圆而较小。最表层是一些大细胞，称盖细胞，细胞体可为梨形或多边形，细胞核大而圆，染色淡，核仁明显；细胞质嗜酸性，在细胞顶部浓厚而着色较深的部分常称为壳层。

（陈天虎）

实验二　结缔组织

【实验目的】

1. 掌握：各种疏松结缔组织的细胞和纤维的形态与结构特点，致密结缔组织、网状组织、脂肪组织的细胞形态与组织结构特点，软骨组织和骨组织的结构。

2. 熟悉：血细胞的分类及各种血细胞的形态与结构。

【实验材料】

肠系膜铺片（活体注射锥虫蓝），HE染色；食管黏膜下层，HE染色；手指指皮，HE染色；人气管切片，HE染色；骨磨片，胆紫染色；血液涂片，瑞特染色。

【实验内容】

实验示教，教师显微数码互动或幻灯片示教疏松结缔组织、透明软骨、骨组织及血涂片。进行致密结缔组织、网状组织、脂肪组织、弹性软骨、纤维软骨、肥大细胞、嗜碱性粒细胞示教（学生不做镜下观察）。学生自己观察切片。

（一）疏松结缔组织

肠系膜铺片（活体注射锥虫蓝），HE染色。

1. 肉眼观察：铺片呈半透明状，染成紫红色。

2. 低倍镜观察：可见许多纵横交错的纤维和散在于纤维之间的少量细胞。镜下呈粉红色、波浪状、粗细不等的为胶原纤维。混杂在胶原纤维之间，较纤细，末端卷曲，多单根走行，呈亮紫红色的为弹性纤维。网状纤维 HE 染色无法辨认。

3. 高倍镜观察：选择标本最薄且清晰处观察主要细胞成分。①成纤维细胞：细胞较多，常依附于胶原纤维周围。细胞扁平，多突起；细胞质弱嗜碱性，染色很浅，不易看出；细胞核较大，呈扁卵圆形，染色浅，可见 1~2 个核仁。②巨噬细胞：细胞轮廓清楚，形态多样，呈卵圆形或不规则形，细胞质嗜酸性，可见粗细不等的吞噬颗粒（蓝色锥虫蓝颗粒），细胞核小，着色深。③肥大细胞：细胞较大，三五成群靠近毛细血管分布，呈圆形或卵圆形，细胞质中充满着色深的具有异染性的嗜碱性颗粒（HE 染色的铺片中，肥大细胞不易见到）。④浆细胞：细胞清楚，呈卵圆形，细胞核圆，位于细胞的一侧，异染色质呈车轮状排列，细胞质嗜碱性，染成蓝色。⑤脂肪细胞：细胞较大，细胞质含丰富的脂滴，细胞核扁平，被挤于细胞的边缘部。由于制片过程中脂滴被溶解，故细胞呈空泡状。

（二）致密结缔组织和脂肪组织

本片取材于人手指指皮，HE 染色。

1. 肉眼观察：标本为半月形，凸面呈红紫色，为表皮。深面为真皮，致密结缔组织即在此处。再深面为皮下组织。

2. 低倍镜观察：先找到真皮，为致密结缔组织；向深部移动标本，可见疏松结缔组织和脂肪组织，换高倍镜逐层观察。

3. 高倍镜观察：①真皮。致密结缔组织纤维束粗大，交织成致密的网，可见各种切面。细胞成分相对较少，多为成纤维细胞，细胞核呈扁椭圆形，染色深，细胞质不明显。②皮下组织。脂肪细胞呈椭圆形或相互挤压成多边形，细胞质与细胞核被脂滴挤到细胞内一侧，细胞核呈扁圆形，位于细胞一侧。在 HE 染色的标本中，脂滴已被溶解，细胞呈空泡状。

（三）透明软骨（气管切片，HE 染色）

1. 肉眼观察：标本为气管横切面，其中蓝色"C"形结构为透明软骨。

2. 低倍镜观察：透明软骨的周边致密结缔组织结构为软骨膜，呈粉红色。软骨膜内的透明软骨组织由软骨基质和软骨细胞构成。

（1）软骨基质：透明软骨的基质从外到内由浅粉红色变成蓝色或紫蓝色（含透明质酸）。切片上看到软骨基质形成大小不一的腔隙（空白），为软骨陷窝。软骨陷窝是因固定标本时软骨细胞脱落后而显露出来，在活体上，软骨细胞占据整个软骨陷窝。每个软骨陷窝周围都有一层含硫酸软骨素较多的基质，呈深蓝色或紫蓝色，为软骨囊。软骨基质中含有胶原原纤维，但光镜下无法分辨。

（2）软骨细胞：位于软骨陷窝内，靠近软骨膜处的为幼稚的软骨细胞，单个存在，接近中部的软骨细胞逐渐增大，为成熟的软骨细胞，常见 2~4 个软骨细胞聚集在一起，称为同源细胞群。

高倍镜观察：靠近软骨膜的幼稚软骨细胞呈扁圆形，软骨深部的软骨细胞呈圆形或椭圆形，细胞质很少，弱嗜碱性，细胞核位于细胞中央。

（四）骨组织（骨磨片，大荔紫染色）

1. 肉眼观察：标本外形似梯形，梯形底部相当于骨的外表面，顶部相当于近骨髓腔面。

2. 低倍镜观察：骨干有4种骨板。①外环骨板：位于骨外表面，与骨干表面平行排列，层次较多而整齐。在外环骨板中有时可见到与骨表面垂直走行的小管，即弗克曼氏管。②内环骨板：位于骨髓腔面，层次少且厚薄不一，多不太规则，有时也可见弗克曼氏管。③骨单位：位于内、外环骨板之间。骨单位（哈弗氏系统）中央为哈弗氏管，以哈弗氏管为中心，呈同心圆排列的骨板叫哈弗氏板。④间骨板：位于骨单位之间，为大小不等、排列不规则的骨板。

3. 高倍镜观察：骨板之间或骨板内有小的腔隙，为骨陷窝，单个排列，着紫褐色。骨细胞胞体位于骨陷窝内，呈梭形，细胞核扁圆，染色较深。在活体上，骨陷窝被骨细胞占据，在切片上，骨细胞因被固定收缩而偏于一侧。从骨陷窝向四周伸出许多小管，为骨小管，相邻骨小管相互连接，骨细胞的突起位于骨小管内。

（五）血涂片（人血液涂片，瑞特氏染色）

1. 肉眼观察：标本为紫红色涂片。

2. 低倍镜观察：可见许多体积小、无核、橘红色的红细胞和少量体积稍大、细胞核呈紫蓝色的白细胞。

3. 高倍镜观察（绘图）：具体如下。

（1）红细胞：数目多，遍布视野，细胞体积较小，多呈圆形，细胞周边染色较深，中央透亮，无细胞核，细胞质内含丰富的血红蛋白。

（2）白细胞：①中性粒细胞。数量在白细胞中最多，细胞多呈圆形，细胞质内可见较细小、均匀、淡红色颗粒，细胞核形态多样，可见有杆状核和2~5叶不等的分叶核（核分叶越多，细胞越衰老）。②嗜酸性粒细胞。细胞体积近乎中性粒细胞，细胞质内充满粗大、均匀、橘红色或鲜红色粗大颗粒，细胞核较为饱满，多为2叶，呈"八"字形排列。③嗜碱性粒细胞。数量少，视野中有可能找不到。细胞大小与中性粒细胞相近，细胞质内可见分布不均匀、形态不规则、大小不等的嗜碱性颗粒，染成紫蓝色，细胞核着色浅，分叶呈"S"形，常被嗜碱性颗粒所遮掩。④淋巴细胞。数量较多，呈圆形，体积大小不等。小淋巴细胞近似红细胞或略小，细胞核大，呈圆形或肾形，染色较深，几乎占据整个细胞，仅少量天蓝色胞质环绕细胞核，大、中淋巴细胞体积稍大，以卵圆形多见，细胞核形多样（肾形、卵圆形），细胞质稍多，细胞质内可见少量嗜天青颗粒（大淋巴细胞一般为幼淋巴细胞的幼稚阶段）。⑤单核细胞。体积最大，细胞形态以卵圆、椭圆多见，细胞质较丰富，染色灰蓝，细胞质内可见少量嗜天青颗粒，细胞核呈马蹄铁形或肾形，但细胞核内异染色质量较少，染色较浅，呈网格状。

（3）血小板：数量较多，体积较小，呈小片状，分散于血细胞之间。因血小板系巨核细胞成熟后细胞质裂解而形成，故光镜下不具备细胞形态，仅能观察到其细胞质内有少量的嗜天青颗粒。

（陈天虎）

实验三　肌组织与神经组织

【实验目的】

掌握：骨骼肌、心肌及平滑肌的形态结构，神经元的形态结构，有髓神经纤维的形态结构，神经末梢的形态结构。

【实验材料】

骨骼肌切片（HE 染色），小肠切片（HE 染色），心肌切片（HE 染色），脊髓横切面切片（HE 染色），坐骨神经切片（HE 染色）。

【实验内容】

实验示教，教师显微数码互动或幻灯片示教：骨骼肌、心肌及平滑肌的光镜下形态结构，神经元及有髓神经纤维的光镜下形态结构，游离神经末梢、触觉小体、环层小体、肌梭及运动终板的形态结构。学生自己观察。

（一）骨骼肌（骨骼肌切片，HE 染色）

1. 肉眼观察：标本上有两块组织，长方形的是骨骼肌的纵切面，椭圆形的是骨骼肌的横切面。

2. 低倍镜观察：纵切面，骨骼肌肌纤维呈长条状，平行排列，呈粉红色，细胞核多呈扁椭圆形，位于肌纤维的周边；横切面，可见界限清楚的肌纤维和肌纤维束，肌纤维束周围的结缔组织为肌束膜。

3. 高倍镜观察：纵切面，肌浆丰富，有明显横纹，其中暗带为深红色，明带为浅红色，明带中有一染色较深的细线为 Z 线，肌纤维之间有少量疏松结缔组织及血管；横切面，肌纤维呈圆形或多边形，肌膜染色深；细胞核位于肌膜下，呈圆形，紫蓝色（绘图）。

（二）心肌（心肌切片，HE 染色）

1. 肉眼观察：标本为心肌的一部分，呈方形，着色较红。

2. 低倍镜观察：心肌纤维排列方向不一致，可见心肌纤维的各种断面。纵切面下的心肌纤维呈短柱状，其分支相互连接成网，肌浆丰富，呈较深的粉红色；细胞核呈卵圆形，位于细胞中央，有时可见双核。横切面下的心肌纤维呈不规则形。

3. 高倍镜观察：纵切面下的心肌纤维有明暗相间的横纹，但不如骨骼肌的明显，心肌纤维连接处有染色较深的阶梯状细线，为闰盘。横切面下的心肌纤维有的切到细胞核，细胞核圆形，位于肌纤维中央。肌纤维间有少量结缔组织及血管。

（三）平滑肌（空肠切片，HE 染色）

1. 肉眼观察：可见空肠壁靠外层染色较红，为肠壁的平滑肌层。

2. 低倍镜观察：分辨出呈梭形的平滑肌纵切面和呈大小不等的圆点状的平滑肌横切面，换高倍镜。

3. 高倍镜观察：平滑肌在纵切面上呈梭形，细胞核呈长椭圆形，位于细胞中部。平滑肌在横切面上由于肌细胞粗、细部分彼此镶嵌排列的关系，表现出大小不同圆点形结构，有的切到了细胞核，有的则未切到而见不到细胞核。

（四）神经元（骨髓切片，HE 染色）

1. 肉眼观察：标本为脊髓横切面，呈椭圆形，棕黄色。在脊髓中央染色较浅呈"H"形或蝴蝶状的是灰质，脊髓外周染色较深的部分为白质。灰质两个前角较粗短，两个后角较细长。

2. 低倍镜观察：辨认灰质和白质的前角和后角。找到前角，可见许多体积较大、染色较深的多角形细胞，为前角运动神经元，选择一胞体较大而突起较多的神经元进行高倍镜下观察。

3. 高倍镜观察：神经元胞体切面呈多角形或三角形，细胞核位于细胞中央，呈圆形，染色较浅，有时可见染色较深的核仁。胞体及突起内有染成棕褐色呈丝状的神经原纤维（绘图）。若在 HE 染色的切片上可看到神经元胞体内有染成紫蓝色的斑块，此即尼氏体（嗜染质）。

（五）神经纤维（坐骨神经切片，HE 染色）

1. 肉眼观察：标本上有两块红染的组织，长条形的是坐骨神经的纵切面，圆形的是横切面。

2. 低倍镜观察：纵切面，可见许多神经纤维平行排列，由于排列紧密，每条神经纤维界限不易辨认；横切面，可见界限不是很清楚的神经纤维和神经束，神经束周围的结缔组织为神经束膜。神经束呈圆形，大小不等，其外包有结缔组织构成的神经外膜，形成神经。

3. 高倍镜观察：纵切面，神经纤维中央可见细长、呈淡蓝色或蓝紫色的轴索。轴索两侧，呈粉红色的网状结构为髓鞘。髓鞘两侧呈红色的细线为神经膜，有些部位可见神经膜细胞核，呈梭形，染色较浅。此外，在神经纤维上呈狭窄的部位就是郎飞结，此处无髓鞘，只有轴突。横切面，有髓神经纤维呈圆形，每条神经纤维中央有紫蓝色的点状结构为轴突，其周围粉红色网状结构为髓鞘，髓鞘外面为深红色的神经膜。

（陈天虎）

第二章　消化系统

【实验目的】

1. 掌握：消化管壁的一般组织结构，胃、小肠黏膜的形态结构，肝小叶的形态结构。

2. 熟悉：食管的形态结构，肝门管区的位置和组成，胰腺的形态结构。

3. 了解：阑尾的形态结构。

【实验材料】

人食管切片（横切面，HE 染色），人胃底部切片（HE 染色），小肠切片（HE 染色），阑尾切片（HE 染色），猪肝和人肝切片（HE 染色），人胰脏切片（HE 染色）。

【实验内容】

（一）食管（食管切片，HE 染色）

1. 肉眼观察：有几条纵行皱襞突向管腔。近腔面的黏膜染色为紫蓝色，向外为浅红色的黏膜下层，再往外是肌层，染色较红。外膜不明显，为浅红色。

2. 低倍镜观察：食管壁由内向外可分为四层，分别为黏膜（上皮、固有层、黏膜肌层）、黏膜下层、肌层、外膜。黏膜和黏膜下层向内突出形成黏膜皱襞。

3. 高倍镜观察：黏膜上皮为非角化的复层扁平上皮，黏膜肌层是单层、纵向走行的平滑肌。黏膜下层为疏松结缔组织，可见到神经丛和食管腺。食管腺切面为泡状，细胞呈浅紫蓝色，核扁椭圆形，位于基底部。肌层呈内环、外纵排列。肌肉性质因不同的位置而有所不同：上段为骨骼肌，中段为平滑肌和骨骼肌的混合体，下段为平滑肌。外膜为薄层结缔组织构成的纤维膜。

（二）胃底（胃底切片，HE 染色）

1. 肉眼观察：胃底表面粗糙且染为蓝紫色的即为黏膜，向外为黏膜下层和肌层，外膜不明显。

2. 低倍镜观察：四层分界明显。黏膜上皮为单层柱状上皮，染色较浅，细胞界限明显，内含大量黏原颗粒（HE 染色为浅染的透明区）。上皮向固有层内陷较宽的为胃小凹。固有层内有大量胃底腺开口于胃小凹。黏膜肌层较薄。黏膜下层为结缔组织。肌层较厚，由三层平滑肌组成，不易分清。外膜为浆膜。

3. 高倍镜观察：上皮为单层柱状上皮，上皮向固有层内凹陷形成了大量的管状腺（胃底腺）。胃底腺的主要细胞有主细胞、壁细胞、颈黏液细胞。主细胞多位于腺体的底、体部，呈柱状；细胞核为圆形，位于基底侧；基底部细胞质强嗜碱性，染成紫蓝色；细胞质顶部内含酶原颗粒，镜下呈泡沫状。壁细胞体积较大，呈圆形或三角形；细胞质强嗜酸性，染为红色，多位于腺体的上半部。颈黏液细胞位于颈部，数量少，细胞柱状或杯状，细胞核呈扁圆形或三角形，位于基底部，细胞质内有黏原颗粒，染色淡。另外，还有内分泌细胞和干细胞，HE 染色不易区分。

（三）空肠（空肠切片，HE 染色）

1. 肉眼观察：标本为空肠横切面，可以看到皱襞、绒毛。

2. 低倍镜观察：黏膜表面较大的突起为环形皱襞。在纵褶上可见许多指状突起，称为肠绒毛。黏膜上皮为单层柱状上皮。固有层内可见不同的肠腺。黏膜肌层为平滑肌。黏膜下层由疏松结缔组织组成。肌层由内环、外纵两层平滑肌构成。外膜为浆膜。

3. 高倍镜观察：具体如下。

（1）小肠绒毛：表面为单层柱状上皮，柱状细胞的游离面有纹状缘，柱状细胞之间有杯状细胞。绒毛中轴是固有层的结缔组织，中央有纵行的毛细淋巴管（中央乳糜管）。

（2）皱襞：黏膜和黏膜下层向肠腔突出形成。

（3）肠腺：固有层内，以柱状细胞为主，在肠腺基底部可见成群分布的锥体形潘氏细胞。

（四）阑尾（阑尾切片，HE 染色）

1. 肉眼观察：标本为阑尾横切面，管腔小而不规则。

2. 低倍镜观察：黏膜腔面无皱襞、无绒毛，黏膜上皮为单层柱状上皮。固有层内可见不同的肠腺。黏膜肌层为平滑肌。黏膜下层由疏松结缔组织组成，有丰富的淋巴组织。肌层由内环、外纵两层平滑肌构成。外膜为浆膜。

3. 高倍镜观察：上皮为单层柱状上皮，杯状细胞较多，上皮不完整。固有层的肠腺少而短，淋巴发达，与黏膜下层的淋巴组织相连，黏膜肌层不完整。

（五）肝脏（猪肝，HE 染色；人肝，HE 染色）

1. 肉眼观察：标本染色深的部位为实质，染色浅的部位为门管区。

2. 低倍镜观察：肝实质被分隔成许多的多边形区域，即肝小叶。猪肝肝小叶周围结缔组织多而分界清楚，而人肝肝小叶则分界不清。肝小叶中央的管腔为中央静脉，其周围呈条索状结构的是肝索，肝索之间的间隙是肝血窦，与中央静脉相通。在几个肝小叶之间的区域为门管区，可见 3 种管道。

3. 高倍镜观察：具体如下。

（1）肝小叶：①中央静脉，位于肝小叶中央，圆形或不规则形，管腔大，管壁薄且不完整，有许多开口。②肝索，由肝细胞组成，围绕中央静脉呈放射状排列，并吻合成网状。肝细胞较大，多边形，细胞质嗜酸性，HE 染色红色，细胞核圆，核仁清楚，可见双核。③肝血窦，为肝细胞索之间的间隙。窦壁由不连续的内皮组成。窦腔不规则，窦壁可见体积较大的星形不规则细胞即肝巨噬细胞，细胞核为卵圆形，细胞质嗜酸性。

（2）门管区：位于相邻肝小叶之间的疏松结缔组织。①小叶间动脉：上皮为单层扁平上皮，腔小而圆，管壁较厚，有数层平滑肌。②小叶间静脉：上皮为单层扁平上皮，腔大不规则，管壁薄。③小叶间胆管：由单层立方上皮或单层柱状上皮围成，腔小而规则。

（六）胰腺（胰腺切片，HE 染色）

1. 肉眼观察：标本染色较深，呈紫红色，形状不规则，有明显的小叶结构。

2. 低倍镜观察：胰腺被深入腺体的薄层结缔组织被膜分隔成许多胰腺小叶。小叶周边多为染色深的浆液性腺泡（外分泌部）。在腺泡之间有染色浅的细胞团，即胰岛（内分泌部）。

3. 高倍镜观察：具体如下。

（1）腺泡：为浆液性腺泡，由锥形细胞围成，细胞质顶部嗜酸性，可见红色的酶原颗粒，细胞质基部嗜碱性，呈紫蓝色。腺腔内常见体积较小的扁平状或立方形泡心细胞，染色浅。腺泡间可见导管断面。

（2）胰岛：为大小不等、染色浅的细胞团。细胞排列成团索状，细胞呈圆形、椭圆形或多边形，细胞核圆居中，细胞间有毛细血管。因标本是 HE 染色，故 A 细胞、B 细胞、D 细胞、PP 细胞不易区分。

（杨　妮）

第三章　呼吸系统与泌尿系统

【实验目的】

1. 掌握：气管的组织结构，肺的组织结构，肾单位各段的组织结构。
2. 了解：膀胱的组织结构。

【实验材料】

气管切片（HE 染色），肺脏切片（HE 染色），肾脏切片（HE 染色），膀胱切片（HE 染色）。

【实验内容】

（一）气管（气管切片，HE 染色）

1. 肉眼观察：可见染成紫红色的黏膜层。其下方是黏膜下层，染色较浅。在外膜内能见到染成紫蓝色的透明软骨。

2. 低倍镜观察：由内向外依次区分出黏膜、黏膜下层和外膜。

3. 高倍镜观察：黏膜上皮为假复层纤毛柱状上皮，染色为淡紫色，有纤毛，有杯状细胞。固有层为疏松结缔组织，可见呈红色的弹性纤维、血管、神经、淋巴组织。黏膜下层为疏松结缔组织，含有较多的混合性气管腺。外膜较厚，内有紫蓝色"C"形的透明软骨，软骨环缺口处可见弹性纤维、平滑肌束和结缔组织。

（二）肺脏（肺脏切片，HE 染色）

1. 肉眼观察：组织结构很疏松，呈网眼状或蜂窝状。可见较大的血管和支气管管腔的断面。

2. 低倍镜观察：由大量肺泡和各级支气管构成。可见许多染色较浅、大小不等、形状不规则的泡状结构（肺泡断面）。肺泡和各级支气管之间有结缔组织。

（1）肺叶支气管至小支气管的特点：管壁厚，完整，随着逐级分支，管径变小，管壁逐渐变薄；杯状细胞、混合腺和软骨片逐渐减少；黏膜层由假复层纤毛柱状上皮和富含弹性纤维及平滑肌的固有层构成，固有层有弥散淋巴组织；黏膜下层的疏松结缔组织中含有混合腺；外膜有较多软骨片。

（2）细支气管的特点：管壁薄，分层不明显。上皮逐渐变成单层纤毛柱状上皮，杯状细胞、混合腺及软骨片减少，甚或消失，环形平滑肌相对增多。

（3）终末细支气管的特点：管径更小、管壁更薄，黏膜常出现皱襞。上皮变成单层柱状上皮，混合腺、软骨片、杯状细胞均消失。平滑肌增多，为完整的环形，形成肌性管道。

（4）支气管上有肺泡开口，即呼吸性细支气管，在肺泡管能看到结节状膨大。

肺泡囊由很多肺泡围成。

3. 高倍镜观察：具体如下。

（1）细支气管：管壁无软骨，上皮为单层柱状上皮，一般无纤毛，外周有平滑肌。

（2）呼吸性细支气管：管壁不完整，连有少量肺泡，上皮为单层立方上皮，外周有少量平滑肌和结缔组织。

（3）肺泡管：连有许多肺泡，相邻肺泡开口处有结节状膨大，表面为单层立方或单层扁平上皮，其内有少量平滑肌。

（4）肺泡囊：连在肺泡管的末端，是几个肺泡的共同开口。

（5）肺泡：壁薄，上皮边缘不清晰，是大小不等、形状不规则的囊泡。肺泡上皮细胞有两种：Ⅰ型肺泡细胞，为单层扁平细胞；Ⅱ型肺泡细胞，为圆形或立方形细胞，位于Ⅰ型肺泡细胞之间，胞质染色浅。

（6）肺泡隔：位于肺泡之间，其内可见许多毛细血管断面、大而不规则的肺巨噬细胞，弹性纤维和淋巴细胞。

（7）肺巨噬细胞：体积大，细胞核小，细胞质嗜酸性。细胞若吞噬黑色颗粒即为尘细胞，轮廓不清。

（三）肾脏（肾脏切片，HE 染色）

1. 肉眼观察：肾是实质性器官，边缘皮质染色较深，呈深红色，深面髓质染色较浅。

2. 低倍镜观察：肾表面有致密结缔组织构成的被膜；皮质位于被膜之下，可见许多纵切小管构成的髓放线，其间有散在的圆形红染的肾小体，周围有许多肾小管；髓质位于皮质深层，无肾小体，染色较浅，可见较粗大的集合管、小管直部和细段的断面。

3. 高倍镜观察：具体如下。

（1）肾小体：由血管球和肾小囊组成。血管球为一团盘曲的球形毛细血管团，染成红色。肾小囊壁层为单层扁平上皮；脏层为足细胞，包在毛细血管周围，不易辨认。血管球由出、入球微动脉以及毛细血管球组成。

（2）近端小管：管腔小，腔面不规则，有突起，管壁厚由单层立方上皮或锥形上皮构成，细胞边界不清。细胞质嗜酸性强，染色较红。细胞核少，圆形，位于基底部。细胞游离面有刷状缘，基底面有基底纵纹。

（3）远端小管：管腔大而规则，管壁薄，由单层立方上皮构成，细胞分界清晰。细胞质弱嗜酸性，染色较浅。细胞核数量较多，排列紧密，靠近管腔。

（4）细段：管径小且壁薄，由单层扁平上皮组成。

（5）集合管：管径粗，管腔大，管壁为单层立方或低柱状上皮，细胞边界清晰，细胞核排列整齐。

（6）致密斑：位于肾小体旁，靠近血管球处，细胞增高变窄，排列紧密。细胞核呈椭圆形，密集位于细胞顶部，染色较深。

（四）膀胱（膀胱切片，HE 染色）

1. 肉眼观察：切片一侧呈紫蓝色的部分为黏膜，其下方染成粉红色的是肌层和外膜。

2. 低倍镜观察：具体如下。

（1）空虚状态下的膀胱壁：黏膜有许多皱襞，由变移上皮和固有层组成。上皮较厚，为 8～10 层细胞，表层盖细胞大，呈矩形；肌层为平滑肌，较厚，分内纵、中环和外纵三层；外膜一般为纤维膜，膀胱顶部则为浆膜。

（2）充盈状态下的膀胱壁：与空虚者比较，黏膜皱襞减少或消失；上皮变薄，较平，仅 3～4 层细胞，盖细胞也变扁。

（杨　妮）

第四章 生殖系统

【实验目的】

掌握：睾丸、卵巢的组织结构，子宫内膜的微细结构。

【实验材料】

睾丸（HE 染色），卵巢（HE 染色），增生期和分泌期子宫内膜（HE 染色）。

【实验内容】

（一）睾丸

1. 肉眼观察：睾丸实质表面的红色带为白膜。

2. 低倍镜观察：可见大量生精小管的各种切面，小管壁厚，有多层大小不同的细胞。切片可见睾丸纵隔内的睾丸网，是一些内衬立方细胞，形状不规则的管道。

3. 高倍镜观察：可见生精小管管壁基膜明显，由生精细胞和支持细胞组成，其外被类肌细胞和结缔组织包裹，基膜上有发育不同阶段的生精细胞。精原细胞最贴近基底部，体积较小；细胞核呈圆形，染色较浅；初级精母细胞位于精原细胞内侧，其体积较大，细胞核大而圆；初级精母细胞内侧是次级精母细胞，但由于次级精母细胞存在的时间短，故不易见到，成群存在，染色较深；在初级精母细胞的内侧就是体积较小的精子细胞，染色很深，成群存在；最近腔面是精子，可以游离于腔内，头呈深蓝色小点状，尾部呈粉红色，细胞核小而圆，染色很深，多被切断；支持细胞分布于生精细胞间，细胞核呈椭圆形或三角形，染色浅，核仁明显，不易分辨。另外，在生精小管间有富含毛细血管和间质细胞的组织即睾丸间质，其间有间质细胞，染成红色，体积较大，细胞核圆。

（二）卵巢

1. 肉眼观察：周围部分是皮质，其中可见大小不等的卵泡，中央疏松部分为髓质。

2. 低倍镜观察：卵巢表面被覆着一层立方或扁平上皮，其下薄层的致密结缔组织为白膜，不明显。卵巢皮质，其中可见不同发育阶段的卵泡、闭锁卵泡、黄体和白体，这些结构之间有结缔组织，内含梭形的基质细胞。髓质范围狭小，位于中央，与皮质无明显界限，由疏松结缔组织组成，内有丰富的血管和神经，近卵巢门处有门细胞。

3. 高倍镜观察：具体如下。

（1）原始卵泡：位于皮质浅层，体积很小，数量很多，由中央较大而圆的初级卵母细胞和周围一层扁平的卵泡细胞组成。初级卵母细胞的细胞核圆、染色浅、核仁明显，细胞质染成红色。

（2）初级卵泡：初级卵母细胞居中，体积较大，卵泡细胞由单层扁平上皮变成立方上皮，再变成复层上皮，此时卵泡细胞称颗粒层细胞，在颗粒层细胞间出现腔隙，最后汇成卵泡腔。在卵母细胞周围出现粉红色均质状的透明带，在紧贴卵母细胞周围有一层柱状卵泡细胞排列的放射状的放射冠。随着卵泡体积的增大，围绕在卵泡周围的结缔组织被挤压，形成了卵泡膜。

（3）次级卵泡：卵泡增大，卵泡腔内可见粉红色絮状物；在卵泡腔的一侧可见一隆起，即为卵丘。

（4）成熟卵泡：结构类似于晚期生长卵泡，体积可更大。存在时间较短，不易看到。

（5）闭锁卵泡：指在任一阶段停止了生长的卵泡。

（6）黄体：主要由黄体细胞组成，体积较大。

（三）子宫

1. 肉眼观察：表面染色为紫蓝色的一层是内膜，染色为粉红色的是很厚的肌层。

2. 低倍镜观察：子宫壁可分三层。

（1）内膜：上皮为单层柱状上皮，有大量分泌细胞和纤毛细胞。固有层较薄，内含腺体，可看到螺旋动脉的断面，不同阶段的内膜切片不一样。

（2）肌层：最厚，可见大量平滑肌束的切面，分层不易，其间有少量结缔组织和较大的血管。

（3）外膜：为浆膜。

（四）观察电镜照片

1. 睾丸间质细胞：细胞内有大量管状线粒体和滑面内质网。

2. 支持细胞：在细胞胞质内有微丝、线粒体和滑面内质网。

3. 卵细胞和精子：在分泌期子宫内膜上，卵细胞体积大，表面有大量蝌蚪状的精子附着。

（马娟娟）

第五章 脉管系统与免疫系统

【实验目的】

1. 掌握：心脏的光镜结构，大动脉、中动脉的光镜结构，淋巴结和脾脏的微细结构。

2. 了解：各级静脉的结构特点，胸腺的微细结构。

【实验材料】

心壁的微细结构切片（HE 染色），大动脉微细结构切片（HE 染色），大静脉微细结构切片（HE 染色），中等动、静脉微细结构切片（HE 染色），淋巴结切片（纵切面）（HE 染色），胸腺切片（HE 染色），脾脏切片（HE 染色），腭扁桃体切片（HE 染色）。

【实验内容】

（一）中动脉（人的中动脉，HE 染色）

1. 肉眼观察：标本横切面中有一环状的动脉管壁，内腔圆而规整。

2. 低倍镜观察：先将内弹性膜与外弹性膜找到，则三层明显分开，由腔面向外观察。

（1）内膜：腔面有内皮附着，内皮外有薄层结缔组织构成的内皮下层，其外有一红色呈波浪状内弹性膜，它是内膜与中膜的分界标志。

（2）中膜：最厚，主要由数十层平滑肌组成，其间有少量弹性纤维和胶原纤维。

（3）外膜：厚度与中膜大致相等，在中膜与外膜交界处有曲折走行的红色外弹性膜，外膜的主要成分是结缔组织，内含有弹性纤维、小血管及神经。

3. 高倍镜观察：具体如下。

（1）内膜：分三层，内皮位于管腔面最内层，为单层扁平上皮。可看到蓝色的细胞核稍向内腔突出，细胞质看不清；内皮下层位于内皮下方，很薄，含有胶原纤维和弹性纤维，有些部位内皮下层不明显；内弹性膜为内膜最外层，红而发亮，厚度较均一。

（2）中膜：平滑肌排列比较紧密，因此很难看出单个纤维的轮廓，只能看到肌细胞核。在肌纤维之间夹杂着少量的弹性纤维和胶原纤维。

（3）外膜：与中膜相连处为外弹性膜。在外膜结缔组织中有弹性纤维，常被切成不规则小块，红染且折光性强。此外，还可看到营养血管和神经的纵横切面。

（二）大动脉（人的大动脉，HE 染色）

1. 肉眼观察：标本为弯曲的长带状切片（大动脉横切面的一部分），凹面为管腔面。

2. 低倍镜观察：由腔面向外观察，分为三层。

（1）内膜：染色较淡，可见内皮，有较薄的内皮下层，内弹性膜与中膜的弹性膜相连，故内膜与中膜分界不清。

（2）中膜：最厚，染成粉红色，主要由数十层弹性膜构成。各弹性膜之间还有平滑肌、少量胶原纤维和弹性纤维。

（3）外膜：较薄，由结缔组织构成，与中膜相连的外弹性膜不明显。

3. 高倍镜观察：具体如下。

（1）内膜：分为三层。①内皮：可见染成深紫色的细胞核；②内皮下层：比中动脉厚，其中除胶原纤维和弹性纤维外，在靠近中膜处，有纵行平滑肌纤维被横断，镜下呈粉红色点状；③内弹性膜：数层，与中膜的弹性膜汇合，故分界不明显。

（2）中膜：最厚，含有大量波纹状的弹性膜，色红而亮，将光线调暗时，弹性膜可更清楚地显示出来。在弹性膜之间夹杂有胶原纤维和平滑肌细胞。

（3）外膜：比中膜薄，染色淡红，由结缔组织构成，无明显外弹性膜，其中含有营养血管和神经。

（三）大静脉（人的大静脉，HE 染色）

1. 肉眼观察：此标本为横切面，可见一侧略向腔面凹陷的环形静脉壁。

2. 低倍镜观察：管壁亦分三层，由腔面向外观察。

（1）内膜：很薄，可看到内皮。

（2）中膜：较薄，只能看到少量环行平滑肌纤维。

（3）外膜：最厚，镜下可看到大量纵行的平滑肌束的横切面，束间有少量结缔组织。

3. 高倍镜观察：具体如下。

（1）内膜：内皮细胞核呈扁圆形，突向管腔，内皮下层与内弹性膜甚薄，不易区分。

（2）中膜：为几层排列疏松的环形平滑肌，有的部位很薄，仅有 1～2 层平滑肌纤维。

（3）外膜：可见被横切的粗、细不等的纵行平滑肌束，此为大静脉的特点。

（四）心脏（人的心脏，HE 染色）

1. 肉眼观察：标本为纵切面，着浅粉色。凹凸不平的一面是心内膜面，可见有突出的心瓣膜；两侧厚的为心室，较薄的为心房。

2. 低倍镜观察：首先找到心房、心室及心瓣膜，然后进行观察。心壁分三层，由内向外观察以下结构。

（1）心内膜：较薄，表面为内皮，内皮下层为一薄层结缔组织，其深部为心内膜下层。

（2）心肌膜：在心脏各部厚薄不同，是组成心脏壁的主要成分，由心肌纤维组成。

（3）心外膜：较心内膜厚，由结缔组织和间皮组成。

3. 高倍镜观察：具体如下。

（1）心内膜：分三层。①内皮：细胞呈扁圆形，与血管内皮相移行；②内皮下层：为一薄层粉色的结缔组织；③心内膜下层：由疏松结缔组织构成，其中含有浦肯野纤维，其直径较心肌纤维粗，染色较浅，肌浆丰富。

（2）心肌膜：最厚，心肌纤维呈螺旋状排列，大致可分为内纵、中环、外斜，在切片中能见到各种心肌纤维的断面，其间可见丰富的毛细血管和少量结缔组织。

（3）心外膜：由结缔组织和间皮组成。结缔组织与心肌膜相连，内含小血管、神经和脂肪组织，外覆一层间皮。

（4）心瓣膜：可见其两侧被覆内皮，中间为致密结缔组织。

（五）淋巴结（淋巴结切片，HE 染色）

1. 肉眼观察：在淋巴结一侧有凹陷，称为淋巴门。周边部分为皮质，染色较深；中央部分是髓质，染色较浅。

2. 低倍镜观察：要求区分皮质、髓质、被膜和小梁。淋巴门部没有淋巴小结，但有血管和淋巴管出入。被膜是结缔组织，覆盖在淋巴结外面，其伸入实质后就形成小梁。小梁因切面的不同可有不同的形态。有时也可在被膜内找到输入淋巴管。皮质位于浅层，被膜下面，由淋巴小结、副皮质区和淋巴窦组成。淋巴小结染成紫色，其中央染色较浅的部位称生发中心。在淋巴小结之间和深层的弥散淋巴组织称为副皮质区。被膜下和小梁周围不规则的腔隙为淋巴窦。髓质由髓索及髓窦组成，染色较浅。髓索由密集的淋巴组织构成。髓索之间的腔隙称为髓窦，也称淋巴窦。

3. 高倍镜观察：淋巴窦内的细胞主要是淋巴细胞、网状细胞和巨噬细胞。

（六）脾脏（脾脏切片，HE 染色）

切片可见到厚的被膜，覆有间皮，被膜内有平滑肌纤维。被膜伸入实质后形成小梁。在实质内，可见到许多散在的蓝色斑点，即白髓。白髓由脾小结和动脉周围淋巴鞘组成。在白髓之间的是红髓，呈红色，由脾血窦和脾索组成。

1. 肉眼观察：红色的为被膜，被膜下是实质，呈紫红色的为红髓，散在于红髓中的深蓝色团块状或条索状结构是白髓。

2. 低倍镜观察：脾被膜较厚，由致密结缔组织及浆膜构成。

3. 高倍镜观察：①白髓——脾小结，由 B 淋巴细胞构成，为脾内淋巴小结；动脉周围淋巴鞘由 T 淋巴细胞形成。②红髓——脾索，为富含细胞的索状淋巴组织。脾血窦脾索间的腔隙为脾血窦，形态不规则。

（七）腭扁桃体（腭扁桃体切片，HE 染色）

1. 肉眼观察：标本一侧为扁桃体的咽腔面，紫蓝色的部分是上皮，上皮下的淋巴组织着色较深，其咽壁侧是粉红色的被膜。

2. 低倍镜观察：具体如下。

（1）上皮：为未角化的复层扁平上皮；上皮向固有层凹陷形成隐窝，隐窝上皮内可见许多淋巴细胞。

（2）固有层：位于上皮下及隐窝周围，有大量淋巴小结和弥散淋巴组织。

（3）被膜：为淋巴组织深面的结缔组织，着粉红色。

（八）示教（胸腺切片，HE 染色）

胸腺表面覆有结缔组织被膜，伸入实质后形成小叶间隔，把胸腺分成许多不完整的胸腺小叶。小叶周边染色深的为皮质，中间染色浅的为髓质。在髓质中能够看见胸腺小体，呈粉红色。所谓不完整的小叶，是指皮质被小叶间隔分开，而髓质仍连在一起。

（九）观察电镜照片

1. 淋巴窦：淋巴窦内有许多网状细胞，其突起相互连接并交织成网。网状纤维和网状细胞共同构成了淋巴窦的支架。

2. 毛细血管后微静脉：上皮细胞的细胞核呈卵圆形，在内皮细胞之间可见正在穿过的淋巴细胞。

3. 脾窦：脾血窦的内皮细胞呈长杆状，与脾窦的长轴平行。相邻内皮细胞间的间隙较大，脾索内有许多淋巴细胞。

（马娟娟）

第六章 皮肤与内分泌系统

【实验目的】

1. 掌握：甲状腺的光镜结构特点，肾上腺皮质各带的光镜结构特点，表皮和真皮的光镜结构特点。

2. 熟悉：肾上腺髓质、神经垂体的光镜结构特点。

【实验材料】

甲状腺切片（HE 染色），肾上腺切片（HE 染色），脑垂体切片（HE 染色），人的手指皮切片（HE 染色）。

【实验内容】

（一）甲状腺（HE 染色）

1. 肉眼观察：周围为结缔组织被膜，中间为实质，呈较深的红色。

2. 低倍镜观察：表面可见薄层结缔组织，实质有大小不等的滤泡，滤泡腔内有红色胶状物。

3. 高倍镜观察：具体如下。

（1）滤泡：滤泡壁由单层立方上皮或单层扁平上皮构成，腔内充满红色均质胶状物。

（2）滤泡旁细胞：单个嵌在滤泡壁上或成群分布于滤泡之间的结缔组织中。细胞体积大，呈卵圆形，细胞质染色浅，细胞核大，呈圆形，染色浅。

（二）肾上腺（HE 染色）

1. 肉眼观察：周围染色较深的是皮质，中间浅染区为髓质。

2. 低倍镜观察：表面有致密结缔组织被膜，实质分为周围的皮质和中央的髓质。

（1）皮质：位于被膜下方，由于细胞的形态和排列方式不同，由外向内依次分为三带。①球状带：位于被膜下，较薄，细胞排列呈球团状。②束状带：位于球状带内方，最厚，细胞排列成条索状。③网状带：位于束状带内方，紧靠髓质，细胞交错呈网状。

（2）髓质：位于中央，较薄，主要由染成浅紫色的髓质细胞组成。

3. 高倍镜观察：具体如下。

（1）球状带：细胞较小，呈矮柱状或多边形，排列成球团状。细胞核染色深，细胞质弱嗜酸性。细胞球团之间有窦样毛细血管。

（2）束状带：细胞较大，呈多边形。细胞核圆形，着色浅；细胞质弱嗜酸性，呈空泡状。细胞排列成单行或双行的条索或束，细胞索（束）之间有结缔组织和窦样毛细血管。

（3）网状带：细胞较小，呈圆形或立方形，有些细胞核固缩，细胞核小，着色深。细胞质中含有脂褐素颗粒。细胞呈条索状，交错成网。

（4）髓质：髓质细胞较大，呈圆形或多边形，细胞核大，圆形，染色浅。经铬盐固定的标本，细胞质内有黄褐色的颗粒，故髓质细胞又称嗜铬细胞。

（三）脑垂体（HE 染色）

1. 肉眼观察：染色较深的部分为腺垂体，染色较浅的部分为神经部。

2. 低倍镜观察：具体如下。

（1）远侧部：腺细胞排列成索条状或团块状。细胞团、索之间有丰富的血窦。

（2）神经部：为大量的粉红色无髓神经纤维。

（3）中间部：主要为一些小的嗜碱性细胞。

3. 高倍镜观察：具体如下。

（1）远侧部：①嗜酸性细胞。胞体较大，多为圆形；细胞核圆，细胞质内有粗大的嗜酸性颗粒，染成红色。②嗜碱性细胞。胞体大小不等，圆形或多边形，细胞质中有嗜碱性颗粒，染成紫蓝色。③嫌色细胞。常成群分布，细胞较小，细胞界限不明显；细胞核圆形，细胞质染色淡。

（2）神经部：无髓神经纤维，染成淡红色，交织成网。可见大小不等，均质状红色的圆形或椭圆形的团块，即赫令体。

（四）人指皮（HE 染色）

1. 肉眼观察：染色较深的部分为表皮，其下方染色较浅的部分为真皮和皮下组织。

2. 低倍镜观察：具体如下。

（1）表皮：为角化的复层扁平上皮，较厚，与真皮分界清楚。表皮由基底到表面可分为五层：蓝色的基底层，紫红色的棘层，深蓝色的颗粒层，浅红色的透明层和粉红色的角质层。

（2）真皮：①乳头层，突入表皮，呈乳头状，由疏松结缔组织构成，乳头内可见毛细血管或触觉小体。②网织层，在乳头层的深面，由致密结缔组织构成，其内有较大的血管、神经纤维、汗腺及环层小体。

3. 高倍镜观察：具体如下。

（1）表皮：①基底层，位于基膜上，由一层矮柱状的基底细胞组成；细胞核呈椭圆形；细胞界限不清，细胞质嗜碱性，染成深蓝色。②棘层，在基底层的浅面，由数层多边形细胞组成。③颗粒层，由 2～3 层梭形细胞组成，细胞质内含有强嗜碱性透明角质颗粒，染成深蓝色，细胞核浅染。④透明层，较薄，细胞界限不清，为均质透明状，呈嗜酸性。⑤角质层，较厚，角质细胞界限不清，细胞质呈粉红色，由多层角化的扁平细胞组成，可见成行的汗腺导管的断面。

（2）真皮：①汗腺分泌部，位于真皮深层和皮下组织中，由单层柱状细胞围成，细胞染色较浅，细胞核较圆，位于基底部。②导管，由两层立方形细胞围成，细胞质嗜碱性，着色较深。

（张晓东）

下 篇

学习指导

第一部分　系统解剖学

第一章　运动系统

知识结构

运动系统｛
骨：躯干骨、颅骨、四肢骨（上肢骨、下肢骨）
骨连结：躯干骨的连结、颅骨的连结、四肢骨的连结
骨骼肌：躯干肌、头颈肌、四肢肌（上肢肌、下肢肌）

躯干骨｛
椎骨：颈椎 7 块、胸椎 12 块、腰椎 5 块
骶骨：1 块
尾骨：1 块
胸骨：1 块
肋：12 对

颅骨｛
面颅骨：鼻骨、泪骨、颧骨、腭骨、下鼻甲、上颌骨各 2 块，犁骨、舌骨、下颌骨各 1 块
脑颅骨：额骨、枕骨、筛骨、蝶骨各 1 块，顶骨、颞骨各 2 块
听小骨：锤骨、砧骨、镫骨各 2 块

四肢骨｛
上肢骨｛
上肢带骨：锁骨、肩胛骨
自由上肢骨｛
肱骨、桡骨、尺骨
手骨｛
腕骨：8 块
掌骨：5 块
指骨：14 块

下肢骨｛
下肢带骨：髋骨｛
髂骨
坐骨
耻骨
自由下肢骨｛
股骨、髌骨、胫骨、腓骨
足骨｛
跗骨：7 块
跖骨：5 块
趾骨：14 块

骨连结 {
　直接连结：包括软骨连结、韧带连结、骨性结合
　间接连结 {
　　基本结构：关节面、关节囊、关节腔
　　辅助结构：韧带、关节盘、关节唇
　　运动形式：屈伸、收展、旋转、环转
　}
}

躯干骨的连结 {
　脊柱 {
　　椎骨的连结 {
　　　椎体间的连结 {
　　　　椎间盘
　　　　前纵韧带
　　　　后纵韧带
　　　}
　　　椎弓间的连结 {
　　　　黄韧带
　　　　棘间韧带
　　　　棘上韧带
　　　}
　　}
　　脊柱的整体观 {
　　　前面观：椎体由上向下依次增大
　　　后面观：棘突连贯成纵嵴
　　　侧面观：颈曲、胸曲、腰曲、骶曲
　　}
　}
　胸廓 {
　　构成：12 块胸椎、12 对肋、1 块胸骨及连结构成
　　形态：前后略扁的圆锥形
　　运动：主要参与呼吸运动
　}
}

颅骨的连结：颞下颌关节 {
　构成：颞骨下颌窝、关节结节与下颌骨、下颌头
　特点：关节囊松弛，有关节盘，易向前脱位
　运动：上提、下降、前后和侧方运动
}

上肢骨的连结 {
　上肢带骨的连结：胸锁关节、肩锁关节
　自由上肢骨的连结 {
　　肩关节 {
　　　构成：由肱骨头与关节盂构成
　　　特点：关节囊松弛，易向下方脱位
　　　运动：屈、伸、收、展、旋内、旋外和环转
　　}
　　肘关节 {
　　　构成：肱桡关节、肱尺关节和桡尺近侧关节
　　　特点：同一个关节囊内，易向后脱位
　　　运动：屈、伸
　　}
　　手关节：桡腕关节、腕骨间关节、腕掌关节、掌骨间关节、掌指关节和指骨间关节
　}
}

下肢骨的连结
├ 下肢带骨的连结
│ ├ 骶髂关节：由骶骨和髂骨耳状面构成
│ ├ 骶骨与坐骨的韧带连结：骶结节韧带、骶棘韧带
│ ├ 耻骨联合：由耻骨间盘将两侧耻骨联合面相连而成
│ └ 骨盆：由骶骨、尾骨和两侧髋骨连结而成
└ 自由下肢骨的连结
　├ 髋关节
　│ ├ 构成：由股骨头与髋臼构成
　│ ├ 特点：有关节唇，易向后下方脱位
　│ └ 运动：屈伸、收展、旋内、旋外、环转
　├ 膝关节
　│ ├ 构成：由股骨下端、胫骨上端和髌骨构成
　│ ├ 特点：关节囊薄而松弛，囊外前方有髌韧带
　│ │　　两侧有胫、腓侧副韧带，囊内有前、后交叉韧带，内侧、外侧半月板
　│ └ 运动：屈和伸，半屈位时可旋转
　├ 胫腓骨的连结：胫腓关节、小腿骨间膜、下端韧带连结
　└ 足关节：距小腿关节（踝关节）、跗跖关节、跗骨间关节、跗骨间关节、跖趾关节、趾骨间关节

骨骼肌
├ 肌的形态：长肌、短肌、扁肌、轮匝肌
├ 肌的构造：肌腹、肌腱
├ 肌的起止：起点，固定骨上的附着点；止点，移动骨上的附着点
└ 肌的辅助装置：筋膜、浅筋膜、深筋膜、滑膜囊、腱鞘

头颈肌
├ 头肌
│ ├ 面肌：枕额肌、眼轮匝肌、口轮匝肌
│ └ 咀嚼肌：咬肌、颞肌、翼内肌、翼外肌
└ 颈肌
　├ 颈浅肌群
　│ ├ 颈阔肌
　│ ├ 胸锁乳突肌
　│ ├ 舌骨上肌群
　│ └ 舌骨下肌群
　└ 颈深肌群：前斜角肌、中斜角肌、后斜角肌

躯干肌
├ 背肌：斜方肌、背阔肌、竖脊肌
├ 胸肌
│ ├ 胸上肢肌：胸大肌、胸小肌、前锯肌
│ └ 胸固有肌：肋间外肌、肋间内肌
├ 膈
│ ├ 主动脉裂孔：平第12胸椎前方，有降主动脉和胸导管通过
│ ├ 食管裂孔：平第10胸椎，有食管和迷走神经通过
│ └ 腔静脉裂孔：平第8胸椎，有下腔静脉通过
├ 腹肌
│ ├ 前外侧群：腹直肌、腹外斜肌、腹内斜肌、腹横肌
│ └ 后群：腰大肌、腰方肌
└ 会阴肌：肛提肌、尾骨肌、会阴浅横肌、会阴深横肌和尿道括约肌

上肢肌
- 肩肌
  - 前群：肩胛下肌
  - 外侧群：三角肌
  - 后群：冈上肌、冈下肌、小圆肌、大圆肌
- 臂肌
  - 前群：肱二头肌、肱肌、喙肱肌
  - 后群：肱三头肌
- 前臂肌
  - 前群
    - 浅层：肱桡肌、旋前圆肌、桡侧腕屈肌、掌长肌、指浅屈肌、尺侧腕屈肌
    - 深层：拇长屈肌、指深屈肌、旋前方肌
  - 后群
    - 浅层：桡侧腕长伸肌、桡侧腕短伸肌、指伸肌、小指伸肌、尺侧腕伸肌
    - 深层：旋后肌、拇长展肌、拇短伸肌、拇长伸肌、示指伸肌
- 手肌
  - 外侧群：拇短展肌、拇短屈肌、拇收肌和拇对掌肌
  - 内侧群：小指伸肌、小指短屈肌和小指对掌肌
  - 中间群：4块蚓状肌、3块骨间掌侧肌、4块骨间背侧肌

下肢肌
- 髋肌
  - 前群：髂腰肌
  - 后群：臀大肌、臀小肌、梨状肌、股方肌、闭孔内肌、闭孔外肌
- 大腿肌
  - 前群：缝匠肌、股四头肌
  - 内侧群：耻骨肌、长收肌、大收肌、短收肌、股薄肌
  - 后群：股二头肌、半腱肌、半膜肌
- 小腿肌
  - 前群：踇长伸肌、趾长伸肌、胫骨前肌
  - 外侧群：腓骨长肌、腓骨短肌
  - 后群
    - 浅层：小腿三头肌（腓肠肌、比目鱼肌）
    - 深层：踇长屈肌、趾长屈肌、胫骨后肌
- 足肌：足底肌和足背肌

练习题

（一）选择题

1. 运动系统的组成是
   - A. 骨、骨髓和骨骼肌
   - B. 骨、软骨和骨骼肌
   - C. 骨、骨连结和骨骼肌
   - D. 骨、骨连结和软骨
   - E. 骨、骨髓和骨膜

2. 椎体之间的软骨连结是
   - A. 棘上韧带
   - B. 棘间韧带
   - C. 黄韧带
   - D. 椎间盘
   - E. 前纵韧带

3. 关于肱二头肌的说法正确的是
   - A. 可伸肘关节
   - B. 止于尺骨鹰嘴
   - C. 位于臂后面

D. 可屈肘关节   E. 有内侧、外侧 2 个头

4. 胸骨属于

    A. 长骨   B. 短骨   C. 籽骨

    D. 不规则骨   E. 扁骨

5. 属于关节基本结构的是

    A. 关节盘   B. 半月板   C. 关节囊

    D. 关节唇   E. 韧带

6. 属于长骨的是

    A. 指骨   B. 跟骨   C. 手舟骨

    D. 肋骨   E. 髋骨

7. 关于背阔肌的说法正确的是

    A. 起自肱骨   B. 全身最大的扁肌   C. 位于背上部

    D. 呈扇形   E. 止于椎骨

8. 成对的脑颅骨是

    A. 颞骨   B. 蝶骨   C. 额骨

    D. 枕骨   E. 上颌骨

9. 关于膈正确的是

    A. 位于胸壁   B. 位于腹壁   C. 为主要的呼吸肌

    D. 收缩时助呼气   E. 舒张时助吸气

10. 桡神经沟位于

    A. 肱骨上端   B. 肱骨体   C. 肱骨下端

    D. 桡骨体   E. 桡骨上端

11. 属于关节辅助结构的是

    A. 关节腔   B. 关节面   C. 关节软骨

    D. 关节唇   E. 关节囊

12. 鹰嘴窝位于

    A. 肱骨上端   B. 肱骨下端   C. 桡骨上端

    D. 桡骨下端   E. 肱骨体

13. 属于籽骨的是

    A. 距骨   B. 骶骨   C. 椎骨

    D. 肩胛骨   E. 髌骨

14. 上颌窦开口于

    A. 上鼻道   B. 前鼻道   C. 下鼻道

    D. 后鼻道   E. 中鼻道

15. 关于竖脊肌的正确说法是

    A. 位于背浅层   B. 可屈脊柱   C. 可伸脊柱

D. 长在椎管内　　　　　E. 属于短肌

16. 不属于腕骨的是
    A. 手舟骨　　　　　　B. 距骨　　　　　　C. 三角骨
    D. 豌豆骨　　　　　　E. 头状骨

17. 颈椎中棘突特别长，末端不分叉的是
    A. 寰椎　　　　　　　B. 枢椎　　　　　　C. 隆椎
    D. 第 3 颈椎　　　　　E. 第 6 颈椎

18. 关节盂位于
    A. 肩胛骨外侧角　　　B. 肩胛骨上角　　　C. 肩胛骨下角
    D. 肩胛骨内侧角　　　E. 肩胛骨内侧缘

19. 不属于咀嚼肌的是
    A. 枕额肌　　　　　　B. 咬肌　　　　　　C. 颞肌
    D. 翼内肌　　　　　　E. 翼外肌

20. 关于骨构造的正确说法是
    A. 由骨膜的骨质构成　　　　B. 由骨膜和骨髓构成
    C. 由骨膜、骨质和骨髓构成　　D. 骨髓对骨的生长有重要作用
    E. 骨膜覆盖全部骨表面

21. 闭孔位于
    A. 股骨　　　　　　　B. 髋骨　　　　　　C. 肩胛骨
    D. 肱骨　　　　　　　E. 胫骨

22. 关于股四头肌说法错误的是
    A. 包括股直肌　　　　B. 包括股中间肌　　C. 包括股外侧肌
    D. 包括股内侧肌　　　E. 能屈膝关节

23. 关于三角肌的错误说法是
    A. 起自锁骨外侧、肩峰和肩胛冈　　B. 止于肱骨三角肌粗隆
    C. 能外展肩关节　　　　　　　　　D. 是人体最肥厚的肌
    E. 为肌内注射常选的肌

24. 肩关节正确的说法是
    A. 由肱骨滑车与滑车切迹构成　　B. 囊内有关节盘
    C. 囊内肱三头肌长头腱通过　　　D. 由肱骨头和关节盂构成
    E. 是人体最大最复杂的关节

25. 关于椎骨的正确说法是
    A. 颈椎有 8 块　　　　B. 胸椎有 10 块　　C. 腰椎有 7 块
    D. 颈椎棘突都分叉　　E. 腰椎棘突呈板状水平后伸

26. 开口于上鼻道的是
    A. 筛窦后群　　　　　B. 额窦　　　　　　C. 蝶窦

    D. 筛窦前群　　　　　　　　E. 上颌窦

27. 关于臀大肌的错误说法是

    A. 位于臀部浅层　　　　　　　　B. 起自骶骨背面和髂骨翼外面

    C. 止于股骨大转子　　　　　　　D. 能伸髋关节

    E. 是维持人体直立姿势的重要肌肉

28. 关于骨膜的错误叙述是

    A. 属骨构造的一部分　　B. 包裹整个骨面　　　C. 由致密结缔组织构成

    D. 对骨有营养作用　　　E. 可参与骨的生长

29. 连结椎体的韧带是

    A. 黄韧带　　　　　　　B. 前纵韧带　　　　　C. 棘上韧带

    D. 棘间韧带　　　　　　E. 骶韧带

30. 膝关节的构成不包括

    A. 胫骨上端　　　　　　B. 股骨外侧髁　　　　C. 腓骨上端

    D. 髌骨　　　　　　　　E. 股骨内侧髁

31. 关于骨盆的说法正确的是

    A. 由两块髋骨围成　　　　　　　B. 可分为大骨盆和小骨盆

    C. 男性骨盆宽短　　　　　　　　D. 女性骨盆窄长

    E. 男性骨盆下口宽大

32. 关于膝关节半月板的说法正确的是

    A. 位于胫骨与髌骨之间　B. 位于胫骨与股骨之间　C. 内侧呈"O"形

    D. 外侧呈"C"形　　　　E. 位于股骨与髌骨之间

33. 人体最大最复杂的关节是

    A. 肘关节　　　　　　　B. 肩关节　　　　　　C. 膝关节

    D. 髋关节　　　　　　　E. 腕关节

34. 膈的食管裂孔位置高度平

    A. 第8胸椎　　　　　　B. 第7胸椎　　　　　C. 第6胸椎

    D. 第10胸椎　　　　　　E. 第12胸椎

35. 肘关节组成包括

    A. 肱骨头　　　　　　　B. 尺骨茎突　　　　　C. 桡骨头

    D. 桡骨茎突　　　　　　E. 桡骨粗隆

36. 黄骨髓位于

    A. 成人长骨两端内　　　B. 成人长骨体内　　　C. 板障内

    D. 椎孔内　　　　　　　E. 短骨内部

37. 位于大腿肌后群外侧的是

    A. 股二头肌　　　　　　B. 半膜肌　　　　　　C. 半腱肌

    D. 股四头肌　　　　　　E. 肌外侧肌

38. 关于胸锁乳突肌正确的是
     A. 其深面覆盖颈阔肌　　　B. 起于锁骨和肩胛骨　　　C. 止于颈深肌群
     D. 斜列于颈部两侧　　　　E. 收缩时可使头低俯

39. 外耳门位于
     A. 额骨　　　　　　　　　B. 颞骨　　　　　　　　　C. 蝶骨
     D. 筛骨　　　　　　　　　E. 上颌骨

40. 属于颅前窝的是
     A. 筛孔　　　　　　　　　B. 圆孔　　　　　　　　　C. 卵圆孔
     D. 棘孔　　　　　　　　　E. 内耳门

（二）名词解释

1. 肋弓
2. 胸骨角
3. 解剖颈
4. 外科颈
5. 翼点
6. 滑膜关节
7. 椎间盘
8. 界线
9. 足弓
10. 起点

（三）问答题

1. 简述骨的形态与构造。
2. 简述关节的基本结构与辅助结构。
3. 如何区别颈椎、胸椎与腰椎？
4. 简述肩胛骨的形态与结构。
5. 简述颅骨的组成。
6. 简述肩关节的构成、特点及运动。
7. 试述男、女骨盆的区别。
8. 试述膈上三个裂孔的名称、位置及通过的结构。

（张辛负）

第二章 消化系统

知识结构

消化系统
- 消化道
  - 上消化道：口、咽、食管、胃、十二指肠
  - 下消化道：空肠、回肠、大肠（盲肠、阑尾、结肠、直肠、肛管）
- 消化腺

消化道
- 口腔
  - 口腔前庭
  - 固有口腔
- 咽
  - 位置：颈椎前方，颅底至第6颈椎之间
  - 分部：鼻咽、口咽、喉咽
- 食管
  - 分部：颈部、胸部、腹部
  - 狭窄：起始处、与左主支气管交叉处、通过食管裂孔处
- 胃
  - 形态：两壁（前、后壁）、两口（贲门、幽门）、两缘（胃大弯、小弯）
  - 分部：贲门部、胃底、胃体、幽门部
  - 位置：中等充盈时，大部分位于左季肋区，小部分位于腹上区
- 小肠：十二指肠（上部、降部、水平部、升部）、空肠、回肠
- 大肠：盲肠、阑尾（McBurney点）、结肠（升结肠、横结肠、降结肠、乙状结肠）、直肠〔弯曲（骶曲、会阴曲）〕、肛管

消化腺
- 大唾液腺
  - 腮腺
  - 下颌下腺
  - 舌下腺
- 肝
  - 形态：两面（膈面、脏面）、两缘（前缘、后缘）、两叶（左叶、右叶）
  - 位置：大部分位于右季肋区和腹上区
  - 肝外胆道
    - 胆囊：底、体、颈、管4部分
    - 肝总管：肝左、右管汇合而成
    - 胆总管：肝总管与胆囊管汇合而成
- 胰
  - 位置：腹上区和左季肋区
  - 分部：头、颈、体、尾

练习题

（一）选择题

1. 不属于上消化道的是

    A. 口腔　　　　　　　　B. 咽　　　　　　　　　C. 胃

    D. 十二指肠　　　　　　E. 空肠

2. 腮腺的导管开口于

    A. 舌下阜　　　　　　　B. 舌下襞　　　　　　　C. 舌乳头

    D. 咽峡　　　　　　　　E. 平对上颌第二磨牙的颊黏膜

3. |4 表示

    A. 右上颌第 1 前磨牙　　B. 右上颌第 1 乳磨牙　　C. 左上颌第 1 乳磨牙

    D. 左上颌第 1 前磨牙　　E. 左上颌第 2 前磨牙

4. 有关牙叙述错误的是

    A. 牙冠表面覆盖有牙釉质　　B. 牙质为牙的主体　　C. 牙腔容纳牙髓

    D. 乳牙出齐共 32 个　　　　E. 恒牙 6 岁开始萌出

5. 不含味蕾的舌乳头是

    A. 菌状乳头　　　　　　B. 丝状乳头　　　　　　C. 轮廓乳头

    D. 叶状乳头　　　　　　E. 叶状乳头和丝状乳头

6. 关于咽的说法，何者错误

    A. 是上宽下窄的肌性管道　　　B. 喉咽部下方接喉

    C. 分为鼻咽、口咽和喉咽　　　D. 经咽鼓管咽与鼓室相通

    E. 口咽部向前经咽峡通口腔

7. 鼻咽癌好发于

    A. 蝶筛隐窝　　　　　　B. 咽隐窝　　　　　　　C. 梨状隐窝

    D. 扁桃体窝　　　　　　E. 以上均不对

8. 食管

    A. 位于气管的前方下行　　　　B. 分颈、胸两段

    C. 下端在第 10 胸椎处接胃　　 D. 第 2 狭窄在食管与右主支气管交叉处

    E. 第 3 狭窄距中切牙 40cm

9. 胃的位置

    A. 大部分位于上腹区　　　　　B. 小部分位于左季肋区

    C. 贲门约在第 11 胸椎右侧　　 D. 胃前壁完全被膈与肋弓掩盖

    E. 胃后壁与胰、横结肠等器官毗邻

10. 胃可分为

    A. 大弯、小弯、贲门和幽门　　B. 贲门部、幽门部、胃体、胃底

    C. 大弯、小弯、胃体和胃底　　D. 胃体、胃底、幽门管、胃窦

    E. 贲门部、幽门窦、胃体、胃底

11. 十二指肠

    A. 分为上部、降部和升部

    B. 十二指肠球部黏膜面光滑，是溃疡好发部位

C. 降部前壁有十二指肠大乳头，为胆总管和胰管的共同开口

D. 水平部经过肠系膜上动脉的前面

E. 十二指肠悬肌是小肠与胃的分界标志

12. 空回肠

    A. 借小肠系膜固定于腹后壁   B. 空肠占小肠全长的 3/5

    C. 回肠占据腹腔左上部   D. 空肠有孤立淋巴结和集合淋巴结

    E. 回肠只有集合淋巴结

13. 结肠带、结肠袋、肠脂垂存在于

    A. 回肠   B. 阑尾   C. 盲肠

    D. 直肠   E. 肛管

14. 阑尾

    A. 阑尾根部体表投影位于脐与右髂前下棘连线的中、内 1/3 交点

    B. 阑尾根部在三条结肠带交汇处   C. 连于回肠末端

    D. 阑尾位置以盆位较多见   E. 属于腹膜间位器官

15. 不属于肛管的结构是

    A. 肛窦   B. 肛柱   C. 肛瓣

    D. 齿状线   E. 直肠横襞

16. 肝

    A. 位于右季肋区和腹上区   B. 横沟称第二肝门

    C. 右侧纵沟前部有肝圆韧带   D. 正常成人右肋弓下不能触及肝

    E. 在肝膈面借镰状韧带将肝分为四叶

17. 不属于肝门的结构是

    A. 肝门静脉   B. 肝固有动脉   C. 肝静脉

    D. 肝管   E. 神经和淋巴管

18. 胆囊

    A. 位于肝下面，右纵沟后部的胆囊窝内

    B. 呈梨形，可分泌胆汁

    C. 可分为底、体、管三部分

    D. 胆囊底体表投影在右锁骨中线与右肋弓交点附近

    E. 胆囊三角由胆囊、胆总管与肝脏面围成

19. 胆总管

    A. 由左、右肝管汇合而成   B. 由肝总管和胆囊管合成

    C. 直径大于 1cm   D. 位于肝门静脉的后方

    E. 位于十二指肠降部的前面

20. 关于胰描述错误的是

    A. 位于胃的前方   B. 分为头、体、尾三部分

C. 头部被十二指肠环抱　　　　　D. 胰管与胆总管共同开口于十二指肠降部

E. 在腹腔内位置较深，病变时早期腹壁体征不明显

（二）名词解释

1. 咽峡

2. 胃窦

3. 十二指肠球

4. 麦氏点

5. 齿状线

6. 肝门

（三）问答题

1. 患者，男，初步诊断为"胃癌"，为进一步确诊，医生建议行胃镜检查，请问胃镜检查时，需通过食管的哪几个狭窄？

2. 胆汁由哪个器官产生？简述胆汁排放的途径。

（姚荣中）

第三章　呼吸系统

知识结构

呼吸系统 ┤
- 呼吸道 ┤
  - 上呼吸道：鼻、咽、喉
  - 下呼吸道：气管、主支气管
- 肺

呼吸道 ┤
- 鼻 ┤
  - 外鼻
  - 鼻腔 ┤
    - 鼻前庭
    - 固有鼻腔
  - 鼻旁窦 ┤
    - 额窦：开口于中鼻道
    - 上颌窦：开口于中鼻道
    - 蝶窦：开口于蝶筛隐窝
    - 筛窦：前、中群开口于中鼻道，后群开口于上鼻道
- 咽
- 喉 ┤
  - 位置：颈前部中份，第3~6颈椎前方
  - 构造 ┤
    - 喉软骨：甲状软骨、杓状软骨、环状软骨、会厌软骨
    - 喉的连结：环杓关节、环甲关节、弹性圆锥
    - 喉肌
  - 喉腔 ┤
    - 喉前庭：喉口至前庭襞之间的部分
    - 中间腔：前庭襞至声襞之间的部分
    - 声门下腔：声门裂以下的部分
- 气管 ┤
  - 位置：上平第6颈椎体下缘，下至胸骨角平面
  - 分部 ┤
    - 气管颈部
    - 气管胸部
- 主支气管 ┤
  - 左主支气管：细长，走行较水平
  - 右主支气管：粗短，走向较陡直

肺 ┤
- 位置：胸腔内纵隔两侧
- 形态 ┤
  - 一尖：钝圆，突至颈根部，高出锁骨内侧1/3段上方2~3cm
  - 一底：膈上方，与膈穹隆相一致
  - 两面：肋面、纵隔面
  - 三缘：前缘、后缘、下缘

胸膜 {
肋胸膜：衬覆于胸壁内面的部分
膈胸膜：覆盖于膈上面的部分
纵隔胸膜：贴覆于纵隔两侧的部分
胸膜顶：高出锁骨内侧 1/3 段上 2～3cm
}

纵隔 {
概念：左、右纵隔胸膜之间全部器官、结构与结缔组织的总称
分部（以胸骨角平面分）{
上纵隔
下纵隔（以心包为界）{
前纵隔
中纵隔
后纵隔
}
}
}

练 习 题

（一）选择题

1. 关于鼻腔正确的是
   A. 有呼吸和嗅觉两种功能　　　　　　B. 内侧壁上有三个鼻甲
   C. 中鼻道有鼻泪管开口　　　　　　　D. 鼻中隔上部由软骨构成
   E. 与口咽部以咽峡为界

2. 颅中窝骨折患者血性脑脊液经鼻腔流出，可能伤及脑膜和哪个鼻旁窦
   A. 额窦　　　　　　　B. 上颌窦　　　　　　　C. 筛窦
   D. 蝶窦　　　　　　　E. 上颌窦和额窦

3. 与牙齿毗邻最近的鼻旁窦是
   A. 前、中筛窦　　　　B. 额窦　　　　　　　　C. 蝶窦
   D. 上颌窦　　　　　　E. 后筛窦

4. 鼻旁窦积液最不易引流的是
   A. 额窦　　　　　　　B. 上颌窦　　　　　　　C. 蝶窦
   D. 筛窦前、中群　　　E. 筛窦后群

5. 鼻腔嗅区黏膜仅为
   A. 鼻中隔上部的黏膜
   B. 上鼻甲内侧的黏膜
   C. 上鼻甲和中鼻甲的黏膜
   D. 上鼻甲内侧面及与其相对的鼻中隔以上部分的黏膜
   E. 中鼻甲的黏膜

6. 额窦开口于
   A. 上鼻道　　　　　　B. 中鼻道　　　　　　　C. 下鼻道
   D. 蝶筛隐窝　　　　　E. 鼻前庭

7. 属于下呼吸道的是

A. 鼻   B. 咽   C. 喉

D. 鼻咽   E. 气管

8. 开口于上鼻道的是

  A. 额窦   B. 上颌窦   C. 蝶窦

  D. 筛窦前、中群   E. 筛窦后群

9. 鼻出血的好发部位是

  A. 鼻中隔上部的黏膜

  B. 上鼻甲内侧的黏膜

  C. 上鼻甲和中鼻甲的黏膜

  D. 上鼻甲内侧面及与其相对的鼻中隔以上部分的黏膜

  E. 鼻中隔前下部的黏膜

10. 开口于蝶筛隐窝的是

  A. 额窦   B. 上颌窦   C. 蝶窦

  D. 筛窦前、中群   E. 筛窦后群

11. 不属于喉软骨的是

  A. 甲状软骨   B. 环状软骨   C. 会厌软骨

  D. 杓状软骨   E. 气管软骨

12. 食物容易滞留的部位是

  A. 咽后壁   B. 软腭黏膜的深部   C. 梨状隐窝

  D. 腭扁桃体窝内   E. 咽隐窝

13. 喉软骨支架中，唯一完整的软骨环是

  A. 会厌软骨   B. 甲状软骨   C. 环状软骨

  D. 杓状软骨   E. 小角状软骨

14. 声门裂位于

  A. 两侧前庭襞之间   B. 两侧声襞之间   C. 两侧声韧带之间

  D. 两侧喉室之间   E. 方形膜的下缘

15. 呼吸道中最狭窄的部位为

  A. 前庭裂   B. 声门裂   C. 喉前庭

  D. 喉中间腔   E. 声门下腔

16. 喉室属于

  A. 喉前庭的一部分   B. 喉中间腔的一部分   C. 声门下腔的一部分

  D. 喉咽部的一部分   E. 喉口以下的空腔

17. 喉腔炎症易发生水肿的部位是

  A. 前庭裂   B. 声门裂   C. 喉前庭

  D. 喉中间腔   E. 声门下腔

18. 成对的喉软骨是

A. 会厌软骨   B. 甲状软骨   C. 环状软骨

D. 杓状软骨   E. 小角状软骨

19. 位于喉口前上方的喉软骨是

A. 会厌软骨   B. 甲状软骨   C. 环状软骨

D. 杓状软骨   E. 小角状软骨

20. 气管杈位于

A. 胸骨角平面   B. 剑突平面   C. 第 6 颈椎体平面

D. 第 4 颈椎体平面   E. 以上都不对

21. 关于气管的描述,哪项是错误的

A. 气管杈的位置平胸骨角高度   B. 第 2~4 气管软骨前方有甲状腺峡

C. 气管位于食管的前方   D. 有 16~20 个 "C" 形软骨环

E. 位于中纵隔内

22. 右主支气管的特点是

A. 比左主支气管短   B. 在食管前方走行   C. 位于食管后方

D. 比左主支气管细   E. 异物不容易进入

23. 临床上行气管切开的常选部位是

A. 第 1~3 气管环   B. 第 2~4 气管环   C. 第 3~5 气管环

D. 第 4~6 气管环   E. 气管杈处

24. 甲状腺峡部从前方跨过气管的

A. 第 1~3 气管环   B. 第 2~4 气管环   C. 第 3~5 气管环

D. 第 4~6 气管环   E. 气管杈处

25. 关于左主支气管,正确的描述是

A. 比右主支气管短   B. 走向较水平   C. 通气量较大

D. 异物易坠入   E. 管径较粗大

26. 关于肺形态叙述错误的是

A. 左肺窄长   B. 右肺宽短   C. 左肺有两叶

D. 右肺有三叶   E. 右肺前缘可见心切迹

27. 关于肺的错误说法是

A. 肺底又称膈面   B. 两肺的前缘有心切迹

C. 左肺的前缘有左肺小舌   D. 肺与胸廓相邻的面称胸肋面

E. 纵隔面中央凹陷处称肺门

28. 下列哪项不是肺根的结构

A. 肺动、静脉   B. 肺叶支气管   C. 肺支气管动、静脉

D. 淋巴管   E. 神经

29. 关于肺静脉,正确的叙述是

A. 内含静脉血   B. 每侧通常有一条   C. 位于肺动脉后方

D. 肺的营养性血管　　　　E. 肺的功能性血管

30. 肺的体表投影

　　A. 肺尖低于胸膜顶 1 cm　　　　　　B. 左肺前界在第 6 肋间隙转向外侧

　　C. 肺下界在锁骨中线与第 6 肋相交　　D. 肺下界在腋中线与第 9 肋相交

　　E. 肺后方下界终于第 12 胸椎棘突

31. 关于胸膜腔正确的叙述是

　　A. 由脏、壁胸膜共同围成的密闭窄隙　　B. 由壁胸膜相互反折而成

　　C. 可通过呼吸道与外界相通　　　　　　D. 左、右胸膜腔经气管相连通

　　E. 其内有左、右肺和少量液体

32. 关于肋膈隐窝正确的叙述是

　　A. 呈半月状，是胸膜腔最低部分　　B. 由肋胸膜和脏胸膜反折形成的间隙

　　C. 当深吸气时能被肺下缘充满　　　D. 由胸壁和膈围成

　　E. 通常不含浆液

33. 胸膜下界在锁骨中线处相交于

　　A. 第 6 肋　　　　　　B. 第 7 肋　　　　　　C. 第 8 肋

　　D. 第 9 肋　　　　　　E. 第 10 肋

34. 肋膈隐窝由下列哪项结构反折形成

　　A. 肋胸膜与膈胸膜　　B. 肋胸膜与纵隔胸膜　　C. 纵隔胸膜与膈胸膜

　　D. 肋胸膜与胸膜顶　　E. 纵隔胸膜与脏胸膜

35. 关于纵隔错误的是

　　A. 上界为胸廓上口　　　　B. 以颈静脉切迹为界分为上、下纵隔

　　C. 后界为脊柱胸段　　　　D. 前界为胸骨

　　E. 两侧界为纵隔胸膜

36. 脏胸膜覆盖在

　　A. 膈肌表面　　　　　　B. 纵隔两侧　　　　　　C. 肺表面

　　D. 胸壁内面　　　　　　E. 以上都不对

37. 脏、壁胸膜相互移行的部位是

　　A. 肺尖　　　　　　　　B. 肺底　　　　　　　　C. 肺门

　　D. 肺胸肋面　　　　　　E. 肺的前、后缘

38. 肺尖及胸膜上界的体表投影位于

　　A. 锁骨内侧 1/3 上方 2～3 cm　　B. 锁骨外侧 1/3 上方 2～3 cm

　　C. 锁骨中 1/3 上方 2～3 cm　　　D. 锁骨内侧 1/3 下方 2～3 cm

　　E. 锁骨外侧 1/3 下方 2～3 cm

（二）名词解释

1. 气管权

2. 声门裂

3. 声带

4. 喉室

5. 肺门

6. 肺根

7. 支气管肺段

8. 胸膜腔

9. 肋膈隐窝

10. 纵隔

（三）问答题

1. 呼吸系统的组成和主要功能如何？

2. 固有鼻腔外侧壁有哪些结构？

3. 鼻旁窦包括哪些？各开口于何处？为什么上颌窦易患慢性炎症？

4. 喉腔中部的侧壁上有何重要结构？

5. 左、右主支气管有何主要形态特点？为什么气管异物多坠入右主支气管？

6. 试述肺的位置、形态及分叶。

7. 外界空气经哪些管道到达肺泡？

8. 肺下界和胸膜下界的体表投影位于何处？

9. 胸膜腔积液穿刺宜在何处进行，为什么？

10. 何为胸膜，胸膜分部如何？

（王小峰）

第四章 泌尿系统

知识结构

泌尿系统
├ 肾
│ ├ 形态：形似蚕豆，上、下两端，前、后两面和内侧、外侧两缘
│ ├ 位置：腹后壁，脊柱两侧，左肾比右肾高半个椎体
│ ├ 肾被膜 ┬ 纤维囊
│ │   ├ 脂肪囊
│ │   └ 肾筋膜
│ └ 结构 ┬ 肾皮质
│   └ 肾髓质
├ 输尿管 ┬ 分部：腹部、盆部、壁内段
│   └ 狭窄：起始处、入小骨盆跨髂血管处、穿膀胱壁处
├ 膀胱 ┬ 形态：三棱锥形，分尖、体、底和颈四部
│   ├ 位置：小骨盆的前部，前邻耻骨联合，后邻直肠、子宫（女）
│   └ 内部结构：膀胱三角
└ 尿道：女性尿道短、直、宽，易逆行性感染

练习题

（一）选择题

1. 肾的位置叙述正确的是
   A. 右肾比左肾高半个椎体高度
   B. 左肾上端平第 11 胸椎下缘
   C. 肾门平第 12 腰椎
   D. 右侧第 12 肋斜过右肾后面中部
   E. 肾区位于肋弓与腹直肌交点附近

2. 肾蒂主要结构由前向后为
   A. 肾动脉、输尿管、肾静脉
   B. 肾动脉、肾静脉、肾盂
   C. 肾静脉、肾动脉、肾盂
   D. 肾静脉、肾动脉、输尿管
   E. 肾动脉、肾盂、肾静脉

3. 肾的被膜自外向内依次为
   A. 脂肪囊、纤维囊、肾筋膜
   B. 纤维囊、脂肪囊、肾筋膜
   C. 肾筋膜、脂肪囊、纤维囊
   D. 肾筋膜、纤维囊、脂肪囊
   E. 肾筋膜、肾血管鞘、纤维囊

4. 肾的结构描述正确的是

A. 肾实质包括皮质和髓质　　　　　B. 肾盂、肾锥体、肾柱属于皮质结构

C. 肾乳头被肾大盏包绕　　　　　　D. 肾柱的尖称肾乳头

E. 肾盂、肾锥体、肾柱属于皮质结构

5. 关于肾的描述，错误的是

A. 肾内侧缘中部凹陷称肾门　　　　B. 肾椎体之间的皮质为肾柱

C. 肾只能向下方位移　　　　　　　D. 肾封闭治疗药物通常注入纤维囊

E. 由于肾内有肾窦，故肾为空腔器官

6. 输尿管的描述，错误的是

A. 为腹膜外位器官　　　　B. 第二狭窄位于输尿管与髂血管交叉处

C. 壁内段斜穿膀胱壁　　　D. 分为腹段和盆段、壁内段

E. 在女性，输尿管跨越子宫动脉的前上方

7. 关于膀胱分部的描述，错误的是

A. 膀胱体　　B. 膀胱颈　　C. 膀胱尖　　D. 膀胱底　　E. 膀胱壶腹

8. 关于膀胱三角的描述，错误的是

A. 在膀胱底的内面　　　　　　B. 位于两输尿管口与尿道内口连线之间

C. 缺少黏膜下层组织　　　　　D. 两输尿管口之间可见输尿管间襞

E. 充盈时黏膜光滑，收缩时黏膜有皱襞

9. 关于膀胱的说法，正确的是

A. 属于腹膜内位器官　　　B. 膀胱体前份称膀胱颈　　C. 膀胱颈后方有前列腺

D. 膀胱前面邻接耻骨联合　E. 极度充盈时，不超出小骨盆腔

10. 临床进行膀胱穿刺可不进入腹膜腔是因为

A. 膀胱位置高，位于盆腔上方　　B. 后邻直肠，可经直肠穿刺

C. 膀胱是外位器官　　　　　　　D. 膀胱位置低，可经尿生殖膈穿刺

E. 极度充盈时，超出小骨盆腔，前面直接邻接腹壁

11. 关于女性尿道的描述，错误的是

A. 较男性尿道短、宽、直　　　　B. 开口于阴道前庭

C. 尿道口位于阴道口前方　　　　D. 易逆行感染

E. 既是泌尿管道，又是生殖管道

（二）名词解释

1. 肾门　　　　　　　　　　　　2. 肾蒂

3. 膀胱三角　　　　　　　　　　4. 输尿管间襞

（三）问答题

1. 输尿管结石通常在何处易于嵌顿？

2. 为什么女性易发生尿路感染？

（姚荣中）

第五章　生殖系统

生殖腺：睾丸（产生精子，分泌男性激素，促进男性生殖器发育和第二性征的出现）

男性生殖系统

内生殖器

生殖管道
- 附睾：暂时储存精子，营养精子，促进精子发育成熟
- 输精管：分为睾丸部、精索部、腹股沟管部、盆部
- 射精管：长约2cm，穿前列腺，开口于尿道前列腺部
- 精囊：长椭圆形囊状腺体，分泌液体，参与组成精液

附属腺体
- 前列腺：呈栗子形，位于膀胱与尿生殖膈之间，分泌液体，参与组成精液
- 尿道球腺：豌豆大的球形腺体，开口于尿道球部

外生殖器
- 阴囊：皮肤囊袋，壁由皮肤和肉膜组成
- 阴茎：分为头、体、颈三部分。由两个阴茎海绵体和一个尿道海绵体组成，外面包以筋膜和皮肤
- 男尿道：分为前列腺部、膜部、海绵体部，有三处狭窄、三处扩大和两个弯曲

女性生殖系统

内生殖器

生殖腺：卵巢（女性生殖腺，可产生卵子并分泌女性激素）

输送管道
- 输卵管：分为子宫部、输卵管峡、输卵管壶腹、输卵管漏斗四部
- 子宫：形态可分为底、体、颈三部，内腔可分为子宫腔和子宫颈管，固定韧带有子宫阔韧带、子宫圆韧带、子宫主韧带、骶子宫韧带，子宫正常位置呈前倾前屈位
- 阴道：前后略扁的肌性管道，排出月经和娩出胎儿的管道

外生殖器（女阴）：包括阴阜、大阴唇、小阴唇、阴道前庭、阴蒂、前庭球和前庭大腺等

练习题

（一）选择题

1. 男性生殖腺是

　A. 睾丸　　　　　　B. 附睾　　　　　　C. 前列腺

　D. 精囊　　　　　　E. 尿道球腺

2. 男性生殖输送管道不包括

    A. 附睾   B. 尿道   C. 睾丸

    D. 射精管   E. 输精管

3. 不属于男性内生殖器的是

    A. 前列腺   B. 尿道   C. 睾丸

    D. 尿道球   E. 尿道球腺

4. 生成精子的结构是

    A. 生精小管   B. 精直小管   C. 睾丸网

    D. 间质细胞   E. 附睾管

5. 关于睾丸的正确描述是

    A. 位于阴囊内，属外生殖器   B. 表面光滑，全部被覆有鞘膜

    C. 完全被包裹在睾丸鞘膜腔内   D. 生精小管产生精子，间质细胞分泌雄性激素

    E. 睾丸鞘膜脏层构成鞘膜腔

6. 以下哪种与精子的排出无关

    A. 附睾   B. 输精管   C. 射精管

    D. 膀胱   E. 尿道

7. 附睾的描述，错误的是

    A. 是男性的生殖腺   B. 可分为头、体、尾三部

    C. 贴附于睾丸的上端和后缘   D. 可分泌液体促进精子成熟

    E. 具有储存和输送精子的功能

8. 下列管道中，无明显狭窄者为

    A. 男性尿道   B. 食管   C. 输卵管

    D. 输精管   E. 输尿管

9. 男性输精管结扎常选的部位是

    A. 睾丸部   B. 精索部   C. 腹股沟部

    D. 盆部   E. 输精管壶腹处

10. 前列腺哪叶增生，可引起明显的排尿困难

    A. 前叶   B. 中叶   C. 后叶

    D. 两侧叶   E. 中叶和侧叶

11. 关于精囊的正确说法是

    A. 位于膀胱颈下方   B. 位于输精管末端内侧   C. 可储存精子

    D. 排泄管开口于膀胱   E. 分泌液体，参与组成精液

12. 精索结构包括

    A. 输精管   B. 射精管   C. 输尿管

    D. 附睾   E. 附睾管

13. 关于前列腺何者错误

A. 位于膀胱与尿生殖膈之间　　B. 尿道从其中央穿过

C. 分泌物参与组成精液　　D. 底与精囊、输精管壶腹相接触

E. 尖与膀胱颈邻接

14. 属于男性外生殖器的是

　　A. 阴囊　　　　　　　　B. 尿道　　　　　　　C. 附睾

　　D. 射精管　　　　　　　E. 尿道球腺

15. 射精管开口于尿道的

　　A. 前列腺部　　　　　　B. 膜部　　　　　　　C. 海绵体部

　　D. 尿道球部　　　　　　E. 以上都不对

16. 关于阴囊正确的是

　　A. 位于阴茎的前下方　　　　B. 阴囊壁主要由皮肤、肉膜和肌层构成

　　C. 肉膜内含有骨骼肌纤维　　D. 阴囊皮肤厚而硬

　　E. 阴囊壁有调节阴囊内温度的作用

17. 前尿道是指

　　A. 前列腺部　　　　　　B. 膜部　　　　　　　C. 海绵体部

　　D. 前列腺部、膜部　　　E. 膜部、海绵体部

18. 男性尿道最短的部分是

　　A. 前列腺部　　　　　　B. 膜部　　　　　　　C. 海绵体部

　　D. 球部　　　　　　　　E. 以上都不对

19. 包皮环切手术时，应避免损伤

　　A. 阴囊　　　　　　　　B. 阴茎海绵体　　　　C. 阴茎筋膜

　　D. 阴茎包皮　　　　　　E. 包皮系带

20. 男性尿道

　　A. 起自膀胱的尿道内口　　　B. 只有排尿功能

　　C. 尿道膜部是第二狭窄部位　　D. 有三个弯曲

　　E. 尿道前列腺部和膜部合称前尿道

21. 以下哪项是男性内生殖器附属腺体

　　A. 前列腺　　　　　　　B. 尿道球腺　　　　　C. 精囊腺

　　D. 前庭大腺　　　　　　E. 以上除了 D 项

22. 属于女性生殖腺的是

　　A. 前庭大腺　　　　　　B. 卵巢　　　　　　　C. 尿道球腺

　　D. 子宫颈黏液腺　　　　E. 乳腺

23. 关于卵巢的说法，正确的是

　　A. 是腹膜间位　　　　　B. 系膜连于盆后壁　　C. 有内分泌功能

　　D. 与输卵管相通　　　　E. 以上全对

24. 宫外孕（输卵管妊娠）易发生的部位为

　　A. 输卵管漏斗部　　　　　B. 输卵管子宫部　　　　　C. 输卵管壶腹部

　　D. 输卵管峡部　　　　　　E. 腹膜腔内

25. 输卵管结扎的常选部位是

　　A. 输卵管子宫部　　　　　B. 输卵管峡部　　　　　C. 输卵管壶腹部

　　D. 输卵管漏斗部　　　　　E. 输卵管腹腔口

26. 确认输卵管的标志是

　　A. 输卵管子宫部　　　　　B. 输卵管峡部　　　　　C. 输卵管壶腹部

　　D. 输卵管漏斗部　　　　　E. 输卵管伞

27. 维持子宫前倾的主要韧带是

　　A. 子宫阔韧带　　　　　　B. 子宫主韧带　　　　　C. 子宫圆韧带

　　D. 直肠子宫韧带　　　　　E. 耻骨子宫韧带

28. 防止子宫向下脱垂的最主要结构是

　　A. 子宫主韧带　　　　　　B. 子宫圆韧带　　　　　C. 子宫阔韧带

　　D. 骶子宫韧带　　　　　　E. 卵巢固有韧带

29. 关于子宫的说法，何者错误

　　A. 成人子宫前后稍扁，呈倒置的梨形

　　B. 可分为底、体、颈三部

　　C. 子宫颈下端伸入阴道内

　　D. 子宫腔底的两端通输卵管，尖向下通阴道

　　E. 未产妇的子宫口为圆形

30. 妊娠期间，子宫的哪一部分延长形成子宫下段

　　A. 子宫底　　　　　　　　B. 子宫体　　　　　　　C. 子宫峡

　　D. 子宫颈阴道上部　　　　E. 子宫颈阴道部

31. 子宫峡位于

　　A. 子宫底与子宫体连接处　　　B. 子宫体与子宫颈连接的狭窄部

　　C. 子宫颈与阴道连接处　　　　D. 子宫颈阴道上部与阴道部连接处

　　E. 以上都不是

32. 成人子宫正常的姿势是

　　A. 前倾前屈　　　　　　　B. 前倾后屈　　　　　　C. 后倾前屈

　　D. 后倾后屈　　　　　　　E. 以上都不是

33. 关于卵巢的叙述，何者错误

　　A. 位于卵巢窝内　　　　　B. 位于髂内、外动脉的夹角内

　　C. 位于子宫的两侧　　　　D. 卵巢动脉发自腹主动脉

　　E. 只有产生卵细胞的功能

34. 输卵管的分部不包括

　　A. 输卵管子宫部　　　　　B. 输卵管峡部　　　　　C. 输卵管壶腹部

D. 输卵管漏斗部　　　　E. 输卵管伞部

35. 输卵管最细的部位是

　　A. 输卵管子宫部　　　　B. 输卵管峡部　　　　C. 输卵管壶腹部

　　D. 输卵管漏斗部　　　　E. 输卵管伞

36. 卵子受精一般在输卵管的哪一部

　　A. 输卵管漏斗部　　　　B. 输卵管壶腹部　　　　C. 输卵管峡部

　　D. 输卵管子宫部　　　　E. 以上都不是

37. 子宫肿瘤的好发部位是

　　A. 子宫底　　　　B. 子宫体　　　　C. 子宫颈

　　D. 子宫峡　　　　E. 子宫腔

38. 进行剖腹取胎术的部位是

　　A. 子宫底　　　　B. 子宫体　　　　C. 子宫颈管

　　D. 子宫峡　　　　E. 子宫颈

39. 阴道穹最深的部位是

　　A. 阴道前穹　　　　B. 阴道后穹　　　　C. 阴道左侧穹

　　D. 阴道右侧穹　　　　E. 以上都不是

（二）名词解释

1. 睾丸纵隔

2. 精索

3. 前列腺沟

4. 鞘膜腔

5. 尿道舟状窝

6. 包皮系带

7. 子宫峡

8. 卵巢固有韧带

9. 输卵管伞

10. 阴道穹

（三）问答题

1. 男性生殖系统由哪些器官组成？各有何主要功能？

2. 女性生殖系统由哪些器官组成？各有何主要功能？

3. 精子由何处产生？经何途径排出体外？

4. 输精管的行程如何？输精管结扎术常在何处施行？

5. 前列腺位于何处？周围毗邻关系如何？其形态如何？

6. 叙述男性尿道的分部、狭窄和弯曲。

7. 输卵管位于何处？可分为哪几部分？输卵管结扎术常在何处施行？

8. 简述子宫的形态。

9. 简述子宫的位置及毗邻。

10. 子宫的固定装置有哪些？各有何作用？

（王小峰）

第六章　脉管系统

脉管系统 {
　心血管系统 {
　　心
　　血管：动脉、静脉、毛细血管
　}
　淋巴系统 {
　　淋巴器官：淋巴结、胸腺、脾
　　淋巴组织
　}
}

心 {
　位置：胸腔中纵隔内，2/3 位于正中线左侧，1/3 位于正中线右侧
　形态：一尖（心尖）、一底（心底）、两面（胸肋面、膈面）、三缘、三条沟（冠状沟、前室间沟、后室间沟）
　心腔 {
　　右心房 {
　　　固有心房：右心耳、梳状肌
　　　腔静脉窦：上、下腔静脉口、冠状窦口、卵圆窝
　　}
　　右心室 {
　　　固有心腔：右房室口、三尖瓣复合体（三尖瓣环和三尖瓣、腱索和乳头肌）、隔缘肉柱
　　　动脉圆锥：肺动脉口、肺动脉瓣
　　}
　　左心房：左心耳、肺静脉口
　　左心室 {
　　　左心室窦部：左房室口、二尖瓣复合体（二尖瓣环和二尖瓣、腱索和乳头肌）
　　　主动脉前庭：主动脉口、主动脉瓣、主动脉窦
　　}
　}
　构造 {
　　心壁：心内膜、心肌层和心外膜
　　心瓣膜与纤维支架
　　心间隔 {
　　　房间隔：卵圆窝最薄
　　　室间隔：膜部、肌部
　　}
　}
　传导系统：窦房结，房室结，房室束，左、右束支和浦肯野纤维网
　心的血管 {
　　动脉 {
　　　左冠状动脉：前室间支、旋支
　　　右冠状动脉：后室间支、左室后支
　　}
　　静脉
　}
　心包 {
　　纤维心包
　　浆膜心包 {
　　　脏层
　　　壁层
　　}
　}
　心体表投影（四点）：左上点、右上点、右下点、左下点
}

肺循环的血管 {
　肺循环的动脉：肺动脉→左、右肺动脉
　肺循环的静脉：肺静脉→左心房
}

体循环动脉
- 主动脉
  - 升主动脉→主动脉弓→降主动脉（胸主动脉、腹主动脉）→髂总动脉
  - 升主动脉：左、右冠状动脉
  - 主动脉弓：头臂干（右颈总动脉、右锁骨下动脉）、左颈总动脉、左锁骨下动脉
- 头颈部的动脉：颈总动脉
  - 颈内动脉
  - 颈外动脉
    - 面动脉
    - 颞浅动脉
    - 上颌动脉
    - 甲状腺上动脉
    - 脑膜中动脉
- 上肢的动脉：锁骨下动脉→腋动脉→肱动脉→尺动脉、桡动脉→掌浅弓、掌深弓
- 胸部的动脉：胸主动脉
  - 壁支：肋间后动脉
  - 脏支：支气管、食管、心包支
- 腹部的动脉：腹主动脉
  - 壁支：腰动脉、膈下动脉
  - 脏支
    - 成对
      - 肾动脉
      - 睾丸动脉
      - 肾上腺中动脉
    - 不成对
      - 腹腔干
      - 肠系膜上动脉
      - 肠系膜下动脉
- 盆部的动脉：髂总动脉
  - 髂外动脉
  - 髂内动脉
- 下肢的动脉：股动脉→腘动脉→
  - 胫前动脉→足背动脉
  - 胫后动脉→足底内侧动脉、足底外侧动脉

颈内静脉
锁骨下静脉 }→头臂静脉→上腔静脉

左、右髂总静脉→下腔静脉

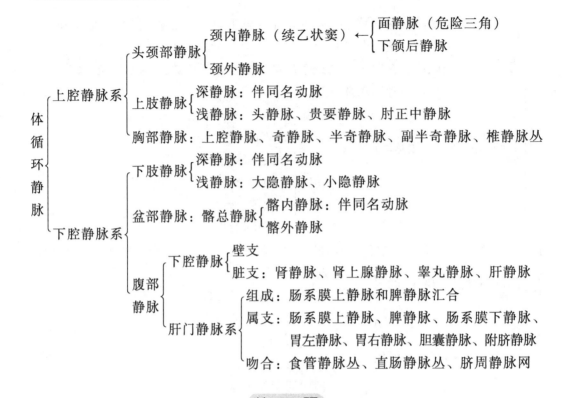

练习题

（一）选择题

1. 体循环起于

    A. 左心房   B. 左心室   C. 右心房

    D. 右心室   E. 动脉圆锥

2. 心位于

    A. 胸腔的上纵隔内   B. 胸腔的中纵隔内

    C. 胸膜腔的中纵隔内   D. 前方紧贴胸骨柄和 2~4 肋软骨

    E. 1/3 位于人体正中线左侧

3. 心尖位于

    A. 左侧第 5 肋间隙，左胸骨线外侧 1~2cm 处

    B. 左侧第 4 肋间隙，左胸骨线外侧 1~2cm 处

    C. 左侧第 4 肋间隙，左锁骨中线内侧 1~2cm 处

    D. 左侧第 5 肋间隙，左锁骨中线内侧 1~2cm 处

    E. 第 5 肋上缘，距中正线 7~9cm 处

4. 心房与心室在心表面的分界是

    A. 前室间沟   B. 后室间沟   C. 冠状沟

    D. 室上嵴   E. 界沟

5. 右心房有

    A. 肺静脉口   B. 肺动脉口   C. 卵圆窝

    D. 心大静脉开口   E. 节制索

6. 右室舒张时，防止血液逆流入右心室的结构有

    A. 三尖瓣   B. 右纤维环   C. 腱索

    D. 乳头肌   E. 肺动脉瓣

7. 关于心脏传导系的说法，正确的是

    A. 房室结是心的正常起搏点

    B. 房室结位于上腔静脉与右心耳之间，心外膜深面

    C. 窦房结是心的正常起搏点

    D. 窦房结位于冠状窦口处

    E. 房室束是心的正常起搏点

8. 关于冠状动脉的说法，正确的是

    A. 左冠状动脉起于主动脉右窦   B. 左冠状动脉发出前室间支和旋支

    C. 右冠状动脉发出前室间支   D. 前室间支分布于室间隔后下 1/3

    E. 冠状动脉起自冠状窦

9. 关于心包的说法，正确的是

    A. 包于心的外面，大血管根部   B. 分纤维性心包与浆膜性心包

    C. 浆膜性心包是一封闭的浆膜囊   D. 纤维性心包与浆膜性心包间有心包腔

    E. 心包横窦位于升主动脉和肺动脉干后方

10. 主动脉弓凸侧向右发出的动脉是

    A. 右锁骨下动脉   B. 右颈总动脉   C. 右锁骨下动脉

    D. 右颈总动脉   E. 头臂干

11. 关于肺循环血管的说法，正确的是

    A. 肺动脉起于左心室   B. 动脉中流动的是动脉血

    C. 左、右各有一条肺静脉   D. 肺静脉开口于右心房

    E. 动脉韧带连接于肺动脉分叉处稍左侧与主动脉弓下方

12. 关于颈动脉窦的说法，正确的是

    A. 位于颈内、外动脉分叉处后方   B. 呈椭圆形

    C. 内有化学感受器   D. 有副神经分布

    E. 为颈总动脉末端，颈内动脉起始部的膨大部分

13. 不属于颈外动脉分支的是

    A. 甲状腺下动脉   B. 舌动脉   C. 面动脉

    D. 上颌动脉   E. 颞浅动脉

14. 额、顶、颞部软组织出血，可压迫

    A. 面动脉   B. 上颌动脉   C. 颞浅动脉

D. 颈总动脉　　　　　　　E. 脑膜中动脉

15. 肱动脉在肘窝的摸脉点为

　　A. 肱桡肌内侧　　　　B. 肱桡肌外侧　　　　C. 肱二头肌内侧

　　D. 肱二头肌外侧　　　E. 桡侧腕屈肌腱外侧

16. 腹腔干的直接分支为

　　A. 胃右动脉　　　　　B. 胃十二指肠动脉　　C. 肠系膜上动脉

　　D. 肝固有动脉　　　　E. 脾动脉

17. 股动脉搏动触摸部位为

　　A. 腹股沟韧带中、外 1/3 交点下方　　　　B. 腹股沟韧带中、内 1/3 交点下方

　　C. 腹股沟韧带中点下方　　　　　　　　　D. 腹股沟韧带中点上方

　　E. 以上都不是

18. 阑尾动脉发自

　　A. 肠系膜上动脉　　　B. 回结肠动脉　　　　C. 肠系膜下动脉

　　D. 右结肠动脉　　　　E. 脾动脉

19. 危险三角是指

　　A. 鼻根与两侧鼻翼之间　　　　　　　　　B. 鼻根与两侧口角之间

　　C. 鼻尖与两侧口角之间　　　　　　　　　D. 上下唇

　　E. 以上均不正确

20. 静脉角位于

　　A. 颈内、外静脉汇合处　　　　　　　　　B. 左、右头臂静脉汇合处

　　C. 头臂干与颈内静脉汇合处　　　　　　　D. 下腔静脉与奇静脉汇合处

　　E. 以上都不对

21. 关于颈外静脉的说法，正确的是

　　A. 属深静脉　　　　　B. 位于胸锁乳突肌深面　　C. 注入锁骨下静脉

　　D. 是成人静脉注射输液常用部位　　　　　　E. 与颈外动脉伴行

22. 关于头静脉的说法，正确的是

　　A. 起自手背静脉网桡侧　　　　　　B. 起自手背静脉网尺侧

　　C. 是上肢最长的深静脉　　　　　　D. 沿前臂尺侧上行

　　E. 注入肱静脉

23. 关于大隐静脉行经的说法，正确的是

　　A. 内踝前方　　　　　B. 内踝后方　　　　　C. 外踝前方

　　D. 外踝后方　　　　　E. 注入腘静脉

24. 关于肾静脉的说法，正确的是

　　A. 走行在肾动脉后方　　　　　B. 左肾静脉较右肾静脉长

　　C. 左肾静脉较右肾静脉短　　　D. 右肾静脉跨越腹主动脉前方

　　E. 以上都不对

25. 关于睾丸静脉的说法，正确的是
    A. 右侧的易发生曲张　　　　　　B. 较粗、行程短
    C. 左睾丸静脉注入下腔静脉　　　D. 右睾丸静脉注入肾静脉
    E. 左侧的易发生曲张

26. 不属于肝门静脉属支的是
    A. 脾静脉　　　　　　B. 肠系膜上静脉　　　　C. 肝静脉
    D. 肠系膜下静脉　　　E. 胃左静脉

27. 属于门静脉及其属支与上、下腔静脉之间吻合的是
    A. 食管静脉丛　　　　B. 椎静脉丛　　　　C. 子宫静脉丛
    D. 蔓状静脉丛　　　　E. 以上均是

28. 关于胸导管的说法，正确的是
    A. 起于乳糜池　　　　B. 穿经食管裂孔　　　C. 注入右静脉角
    D. 收集右侧半身的淋巴液　　　　　　　　　　E. 以上均正确

29. 关于腋淋巴结的说法，正确的是
    A. 位于腋窝内　　　　B. 分为 6 群　　　　C. 仅收纳上肢的淋巴
    D. 注入颈干　　　　　E. 分为 3 群

30. 关于脾的说法，正确的是
    A. 位于右季肋区　　　B. 长轴与肋弓一致　　C. 在正常人肋下可触及
    D. 脾切迹是脾触诊的标志　　　　　　　　　　E. 质地柔韧

（二）名词解释

1. 体循环
2. 三尖瓣复合体
3. 主动脉窦
4. 心包腔
5. 颈动脉窦
6. 颈动脉小球
7. 危险三角
8. 静脉角
9. 乳糜池

（三）问答题

1. 如何确定心在胸壁的投影位置？
2. 心的传导系统由哪些结构组成？

（姚荣中）

第七章　感觉器

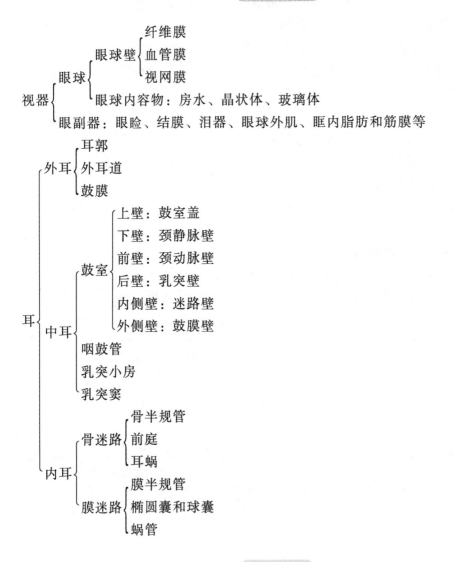

视器
- 眼球
  - 眼球壁
    - 纤维膜
    - 血管膜
    - 视网膜
  - 眼球内容物：房水、晶状体、玻璃体
- 眼副器：眼睑、结膜、泪器、眼球外肌、眶内脂肪和筋膜等

耳
- 外耳
  - 耳郭
  - 外耳道
  - 鼓膜
- 中耳
  - 鼓室
    - 上壁：鼓室盖
    - 下壁：颈静脉壁
    - 前壁：颈动脉壁
    - 后壁：乳突壁
    - 内侧壁：迷路壁
    - 外侧壁：鼓膜壁
  - 咽鼓管
  - 乳突小房
  - 乳突窦
- 内耳
  - 骨迷路
    - 骨半规管
    - 前庭
    - 耳蜗
  - 膜迷路
    - 膜半规管
    - 椭圆囊和球囊
    - 蜗管

练习题

（一）选择题

1. 房水的正确描述是
   - A. 由睫状体产生
   - B. 只充满眼前房
   - C. 经巩膜筛板入静脉窦
   - D. 房水量随瞳孔开大、缩小而改变

E. 眼球内房水过多不会影响视力

2. 视网膜视部的正确描述是

　A. 视力最敏锐的部位是视神经盘　　　B. 中央凹为感光最敏感区

　C. 由高度分化的神经组织构成　　　　D. 外层为节细胞

　E. 以上都不是

3. 晶状体的正确描述是

　A. 视近物时曲度减小　　　　　　　　B. 无血管但有神经分布

　C. 借睫状小带连于睫状体　　　　　　D. 位于虹膜前方

　E. 以上都不是

4. 角膜的正确描述是

　A. 占纤维膜前 1/3　　　　　　　　　B. 占纤维膜前 1/4

　C. 无血管　　　　　　　　　　　　　D. 乳白色

　E. 蓝白色

5. 面神经管凸位于鼓室的

　A. 上壁　　　　　　B. 下壁　　　　　　C. 前壁

　D. 内侧壁　　　　　E. 外侧壁

6. 接受声波刺激的感受器是

　A. 壶腹嵴　　　　　B. 骨壶腹　　　　　C. 螺旋器

　D. 球囊斑　　　　　E. 椭圆囊斑

7. 属于骨迷路的有

　A. 球囊　　　　　　B. 椭圆囊　　　　　C. 前膜半规管

　D. 前庭　　　　　　E. 蜗管

8. 前庭阶的正确描述是

　A. 位于鼓阶的上部　　B. 有内淋巴　　　C. 通蜗窗

　D. 与鼓阶不相通　　　E. 以上都不对

9. 能使眼球向下外方运动的肌是

　A. 上直肌　　　　　B. 下直肌　　　　　C. 外直肌

　D. 下斜肌　　　　　E. 上斜肌

10. 鼻泪管开口于

　A. 下鼻道　　　　　B. 上鼻道　　　　　C. 中鼻道

　D. 泪点　　　　　　E. 泪囊

11. 关于视网膜的描述，错误的是

　A. 视网膜视部全都有感光能力

　B. 睫状体和虹膜部无感光作用

　C. 视网膜视部附于脉络膜的内面

　D. 视神经乳头在视神经起始处，是一圆形白色隆起

E. 视网膜分为虹膜部、睫状体部、脉络膜部三部分

12. 黄斑的正确描述是

    A. 位于视神经盘的鼻侧约 3.5mm 处的稍下方

    B. 位于视神经乳头

    C. 位于视部

    D. 位于视网膜脉络膜部

    E. 黄斑中央凹是感光最敏锐的部位

13. 关于视网膜视部神经层的描述，正确的是

    A. 视锥和视杆细胞位于视网膜内层

    B. 视锥细胞能感受弱光和颜色

    C. 视杆细胞能感受强光

    D. 双极细胞将神经冲动传导至外层的神经节细胞

    E. 神经节细胞的轴突向视神经盘处汇集，构成视神经

14. 关于视神经的描述，错误的是

    A. 视神经起于眼球后极内侧约 3mm

    B. 穿经视神经管入颅后窝，与视交叉相连

    C. 包裹视神经的被膜与包裹脑的三层被膜直接延续

    D. 视神经周围的蛛网膜下腔与脑蛛网膜下腔是相通的

    E. 若颅内压增高可压迫视神经，引起视神经盘水肿

15. 不属于眼球屈光装置的结构是

    A. 角膜   B. 房水   C. 晶状体

    D. 玻璃体   E. 巩膜

16. 关于近视的描述，正确的是

    A. 眼轴较长或屈光率过强，物像落在视网膜前

    B. 眼轴较短或屈光率过弱，物像落在视网膜后

    C. 物像落在视网膜睫状体部

    D. 物像落在视网膜虹膜部

    E. 物像落在视网膜视神经乳头

17. 关于房水和房水循环的描述，错误的是

    A. 为无色透明液体，有折光作用   B. 房水可维持正常的眼内压

    C. 房水由睫状体产生，充填于眼前房   D. 眼前房和眼后房的压力大致相等

    E. 房水循环受阻可导致眼内压增高

18. 关于晶状体的描述，错误的是

    A. 位于虹膜后方、玻璃体的前方

    B. 呈双凸透镜状，无色透明，有丰富的血管和神经

    C. 晶状体外面包以具有高度弹性的晶状体囊

　　D. 晶状体实质由平行排列的晶状体纤维所组成

　　E. 晶状体若因疾病或创伤而变混浊，称为白内障

19. 关于玻璃体的描述，错误的是

　　A. 填充于晶状体与视网膜之间　　　　B. 是无色透明的胶状物质

　　C. 玻璃体前面称玻璃体凹　　　　　　D. 玻璃体对视网膜起支撑作用

　　E. 若玻璃体混浊，不影响视力

20. 眼副器不包括

　　A. 眼睑　　　　　　　　B. 结膜　　　　　　　　C. 泪器

　　D. 视神经鞘　　　　　　E. 眼球外肌

21. 关于泪器的描述，错误的是

　　A. 由泪腺和鼻泪管组成　　　　　　　B. 泪道包括泪点、泪小管、泪囊和鼻泪管

　　C. 泪腺位于泪腺窝内，分泌泪液　　　D. 泪液借眨眼活动涂抹于眼球表面

　　E. 泪液有防止角膜干燥和冲洗微尘的作用

22. 鼻泪管开口于

　　A. 下鼻甲　　　　　　　B. 上鼻道　　　　　　　C. 中鼻道

　　D. 泪点　　　　　　　　E. 以上都不是

23. 关于眼动脉，正确的描述是

　　A. 起自颈总动脉　　　　　　　　　　B. 与眼神经伴行进入眶内

　　C. 最重要的分支为视网膜中央动脉　　D. 眶下动脉是它的分支

　　E. 以上都不是

24. 关于前庭蜗器的描述，错误的是

　　A. 听觉感受器和位觉感受器位于内耳

　　B. 外耳和中耳是声波的传导装置

　　C. 听觉感受器是感受声波刺激的感受器

　　D. 位觉感受器可感受头部位置变动的刺激

　　E. 听觉感受器和位觉感受器位于中耳

25. 关于中耳的描述，错误的是

　　A. 中耳由鼓室、咽鼓管、乳突窦和乳突小房组成

　　B. 大部分位于颞骨岩部内，为含气的不规则的小腔道

　　C. 中耳外借鼓膜与外耳道相隔

　　D. 内借封贴于前庭窗和蜗窗等的结构与内耳相毗邻

　　E. 向前借咽鼓管通向口咽部

26. 关于鼓膜的描述，错误的是

　　A. 构成鼓室外侧壁的大部分

　　B. 位于外耳道与鼓室之间，与外耳道底约呈45°

　　C. 婴儿鼓膜更为倾斜，几乎呈水平位

D. 鼓膜上 1/4 区为松弛部

E. 鼓膜中心向内凹陷，称鼓膜脐，为砧骨柄末端附着处

27. 关于鼓室的描述，错误的是

    A. 上壁由鼓室盖构成，中耳疾患可能侵犯此壁，引起耳源性颅内并发症

    B. 下壁是颈静脉壁，借一薄层骨板将鼓室与颈静脉窝内颈静脉球分隔

    C. 前壁称颈动脉壁

    D. 内侧壁为迷路壁，是内耳蜗部的外侧壁

    E. 后壁为乳突壁，鼓室借乳突窦向后通入乳突内的乳突小房

28. 咽鼓管描述错误的是

    A. 咽鼓管连通鼻咽部与鼓室

    B. 咽鼓管使鼓室的气压与外界的大气压相等，以保持鼓膜内、外的压力平衡

    C. 近咽的 2/3 为软骨部

    D. 近咽的 1/3 为软骨部

    E. 小儿咽鼓管短而宽，接近水平位，故咽部感染可经咽鼓管侵入鼓室

29. 关于骨迷路的描述，错误的是

    A. 骨迷路是颞骨岩部内的骨性隧道

    B. 由耳蜗、前庭和骨半规管构成，它们互相连通

    C. 前庭属于骨迷路，其后上部有五个小孔与三个半规管相通

    D. 前庭外侧壁有前庭窗和蜗窗

    E. 前庭窗由纤维膜封闭，蜗窗由第二鼓膜封闭

30. 关于耳蜗的描述，错误的是

    A. 耳蜗位于前庭的前部，形如蜗牛壳

    B. 尖向前外，称为蜗顶

    C. 底朝向后内，称为蜗底，对向内耳道底

    D. 由蜗轴伸出骨螺旋板，将耳蜗分为前庭阶和鼓阶

    E. 耳蜗由蜗轴和蜗螺旋管构成

31. 关于膜迷路的描述，错误的是

    A. 膜迷路是套在骨迷路内封闭的膜性管或囊

    B. 由椭圆囊、球囊、膜半规管和蜗管四部分组成，它们之间互不相通

    C. 蜗孔位于蜗顶处，是前庭阶和鼓阶的唯一通道

    D. 椭圆囊、球囊位于骨迷路的前庭内

    E. 蜗管位于耳蜗的蜗螺旋管

32. 哪种感受器不是特殊感受器

    A. 视觉感受器   B. 听觉感受器   C. 嗅觉感受器

    D. 味觉感受器   E. 痛觉感受器

33. 眼副器不包括

A. 眼球外肌   B. 眼睑   C. 结膜

D. 泪器   E. 房水

34. 以下哪个结构无血管供应

A. 眼球外肌   B. 眼睑   C. 结膜

D. 泪器   E. 角膜

35. 关于角膜描述不正确的是

A. 角膜占外膜的前 1/6，无色透明

B. 角膜炎或溃疡可致角膜混浊，但不影响视觉

C. 富有感觉神经末梢，由三叉神经的眼支支配

D. 角膜具有屈光作用

E. 无血管

36. 关于眼球壁的描述不正确的是

A. 角膜富有感觉神经末梢，感觉灵敏   B. 血管膜有丰富的血管和色素

C. 虹膜内含有两种平滑肌   D. 角膜内有丰富的神经血管分布

E. 巩膜与视神经鞘的外膜相连

37. 关于巩膜的描述，不正确的是

A. 占外膜的后 5/6，质地厚而坚韧，不透明

B. 后方与视神经的硬膜鞘相续

C. 动眼神经的躯体运动纤维穿入眼球内

D. 在巩膜与角膜交界处深部有巩膜静脉窦

E. 巩膜静脉窦是房水的流出通道

38. 关于虹膜的描述，错误的是

A. 瞳孔是位于虹膜中央的圆形的孔   B. 角膜与虹膜之间的间隙为眼前房

C. 虹膜把眼房分为前房和眼后房   D. 营养的获得完全由房水供应

E. 人虹膜的颜色取决于色素的多少，有种族差异

39. 瞳孔描述错误的是

A. 弱光下或看远物时，瞳孔开大

B. 强光下或看近物时，瞳孔缩小

C. 在活体上透过角膜可见瞳孔，但看不到虹膜

D. 瞳孔括约肌可缩小瞳孔，由副交感神经支配

E. 瞳孔开大肌可开大瞳孔，由交感神经支配

40. 睫状体描述错误的是

A. 位于巩膜与角膜移行部的内面

B. 睫状肌收缩与舒张，可调节晶状体的曲度

C. 睫状体内有平滑肌

D. 睫状体无血管，营养由房水供应

E. 睫状体有产生房水的作用

41. 关于脉络膜的描述，错误的是

A. 占中膜的后 1/3　　B. 富含血管　　　　C. 与巩膜连结疏松

D. 与色素上皮层紧贴　E. 营养眼球并吸收眼内的分散光线

（二）名词解释

1. 瞳孔

2. 巩膜静脉窦

3. 黄斑

4. 视神经乳突

5. 结膜

6. 光锥

7. 鼓室

8. 咽鼓管

9. 壶腹嵴

（三）简答题

1. 试述房水的产生及循环途径。

2. 眼球的屈光装置包括哪些？

3. 试述泪液产生及排出途径。

4. 叙述鼓室的各壁及其毗邻关系。

5. 描述眼睑的层次结构特点。

6. 眼球壁有哪几层？各层由哪些部分构成？

7. 眼内肌有哪几块？各有什么作用？

（张晓东）

第八章　神经系统

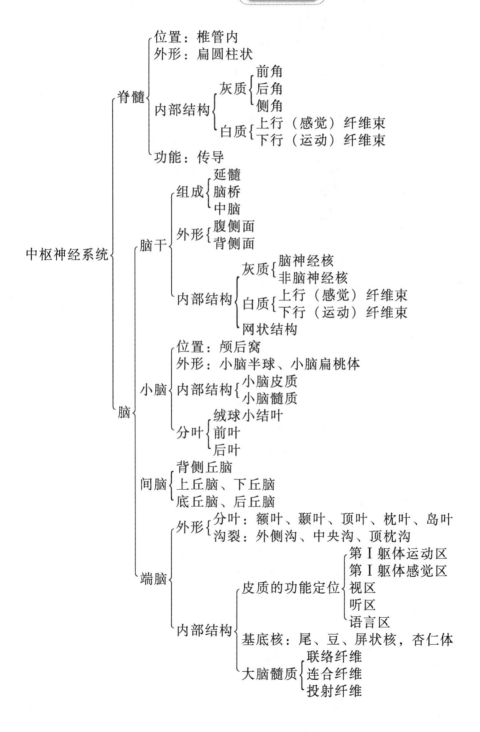

位置：椎管内
外形：扁圆柱状
内部结构
　灰质
　　前角
　　后角
　　侧角
　白质
　　上行（感觉）纤维束
　　下行（运动）纤维束
功能：传导

脊髓

组成
　延髓
　脑桥
　中脑
外形
　腹侧面
　背侧面
内部结构
　灰质
　　脑神经核
　　非脑神经核
　白质
　　上行（感觉）纤维束
　　下行（运动）纤维束
　网状结构

脑干

位置：颅后窝
外形：小脑半球、小脑扁桃体
内部结构
　小脑皮质
　小脑髓质
分叶
　绒球小结叶
　前叶
　后叶

小脑

背侧丘脑
上丘脑、下丘脑
底丘脑、后丘脑

间脑

外形
　分叶：额叶、颞叶、顶叶、枕叶、岛叶
　沟裂：外侧沟、中央沟、顶枕沟
内部结构
　皮质的功能定位
　　第Ⅰ躯体运动区
　　第Ⅰ躯体感觉区
　　视区
　　听区
　　语言区
　基底核：尾、豆、屏状核，杏仁体
　大脑髓质
　　联络纤维
　　连合纤维
　　投射纤维

端脑

脑

中枢神经系统

脊神经

颈丛
- 组成：第 1~4 颈神经前支
- 皮支：颈丛阻滞麻醉
- 肌支：膈神经

臂丛
- 组成：第 5~8 颈神经前支、第 1 胸神经前支的大部分
- 分支
  - 胸长神经：支配前锯肌；损伤后出现"翼状肩"
  - 胸背神经：支配背阔肌
  - 肌皮神经：支配肱二头肌、肱肌
  - 正中神经：损伤后出现"猿手"
  - 尺神经：损伤后出现"爪形手"
  - 桡神经：损伤后出现"垂腕"
  - 腋神经：支配三角肌；损伤后出现"方形肩"

胸神经前支
- 第 2：胸骨角平面
- 第 4：乳突平面
- 第 6：剑突平面
- 第 8：肋弓平面
- 第 10：脐平面
- 第 12：脐与耻骨联合连线中点平面

腰丛
- 组成：第 12 胸神经前支一部分及第 1~3 腰神经前支和第 4 腰神经前支一部分
- 分支
  - 生殖股神经：支配提睾肌
  - 股外侧皮神经：分布于大腿外侧面的皮肤
  - 股神经：支配股四头肌、缝匠肌
  - 闭孔神经：分布于大腿内侧群

骶丛
- 组成：腰骶干、全部骶神经前支及尾神经前支
- 分支
  - 臀上神经
  - 臀下神经
  - 股后皮神经
  - 坐骨神经
    - 胫神经：损伤后出现"仰趾足"
    - 腓总神经：损伤后出现"马蹄足内翻"

脑神经
- 感觉性神经
  - Ⅰ：嗅神经
    - 出入颅部位：筛孔
    - 分布：鼻腔嗅黏膜
    - 损害：嗅觉障碍
  - Ⅱ：视神经
    - 出入颅部位：视神经管
    - 分布：眼球视网膜
    - 损害：视觉障碍
  - Ⅷ：前庭蜗神经
    - 出入颅部位：内耳门
    - 分布：壶腹嵴、球囊斑、椭圆囊斑
    - 损害：眩晕、听力障碍
- 运动性神经
  - Ⅲ：动眼神经
    - 出入颅部位：眶上裂
    - 分布：上、下、内直肌，下斜肌、上睑提肌、瞳孔括约肌、睫状肌
  - Ⅳ：滑车神经
    - 出入颅部位：眶上裂
    - 分布：上斜肌
    - 损害：眼不能向外下斜视
  - Ⅵ：展神经
    - 出入颅部位：眶上裂
    - 分布：外直肌
    - 损害：眼内斜视
  - Ⅺ：副神经
    - 出入颅部位：颈静脉孔
    - 分布：咽喉肌、胸锁乳突肌、斜方肌
    - 损害：面不能转向健侧、患侧肩胛骨不能上提
  - Ⅻ：舌下神经
    - 出入颅部位：舌下神经管
    - 分布：舌内肌、舌外肌
    - 损害：舌肌瘫痪
- 混合性神经
  - Ⅴ：三叉神经：面部皮肤、眼球，口鼻腔黏膜，咀嚼肌
  - Ⅶ：面神经：面肌、下颌下腺、舌下腺、舌前 2/3 味蕾
  - Ⅸ：舌咽神经：咽肌、腮腺，舌后 1/3 黏膜及味蕾
  - Ⅹ：迷走神经：咽喉肌，结肠左曲以上消化管，胸腹腔脏器

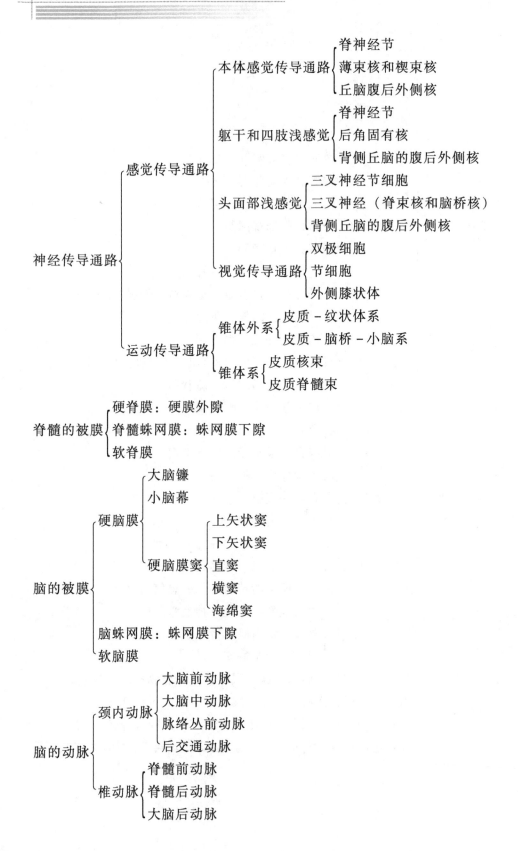

脑脊液循环：

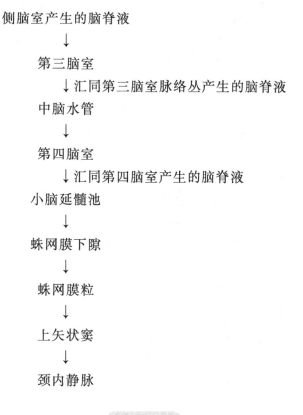

侧脑室产生的脑脊液

↓

第三脑室

↓汇同第三脑室脉络丛产生的脑脊液

中脑水管

↓

第四脑室

↓汇同第四脑室产生的脑脊液

小脑延髓池

↓

蛛网膜下隙

↓

蛛网膜粒

↓

上矢状窦

↓

颈内静脉

练习题

（一）选择题

1. 脊神经前、后根的合成部位是

 A. 椎管   B. 椎孔   C. 椎间孔

 D. 横突孔   E. 棘孔

2. 脊神经中不含运动纤维的是

 A. 前支   B. 后支   C. 前根

 D. 后根   E. 交通支

3. 颈丛的主要分支是

 A. 膈神经   B. 枕小神经 C. 耳大神经

 D. 锁骨上神经 E. 肋间神经

4. 关于膈神经的描述，错误的是

 A. 是运动性神经

 B. 在前斜角肌前面下行

 C. 除分布到膈外，还分布到胸膜、心包等

 D. 损伤后，表现为同侧膈肌瘫痪

E. 损伤后，表现为对侧膈肌瘫痪

5. 受肌皮神经支配的肌肉是

    A. 三角肌   B. 肱二头肌   C. 肱三头肌

    D. 肱桡肌   E. 胸大肌

6. 关于股神经的描述，正确的是

    A. 发自骶丛   B. 经腹股沟管至大腿部

    C. 在股三角处位于股动脉外侧   D. 支配膝关节屈肌

    E. 沿缝匠肌外缘下行

7. 支配小腿三头肌的神经是

    A. 胫神经   B. 腓总神经   C. 腓浅神经

    D. 腓深神经   E. 坐骨神经

8. 上睑下垂、瞳孔斜向外下方，这可能是损伤了

    A. 眼神经   B. 面神经   C. 滑车神经

    D. 动眼神经   E. 视神经

9. 右侧舌下神经损伤可导致

    A. 右侧半舌黏膜感觉丧失   B. 右侧半舌味觉障碍   C. 左侧半舌肌萎缩

    D. 伸舌时舌尖偏向右侧   E. 伸舌时舌尖偏向左侧

10. 分布于颈动脉窦的神经是

    A. 三叉神经   B. 面神经   C. 舌咽神经

    D. 迷走神经   E. 喉返神经

11. 甲状腺切除术后患者声音嘶哑，可能损伤了

    A. 舌咽神经   B. 舌下神经   C. 喉上神经

    D. 喉返神经   E. 面神经

12. 下颌神经中的运动纤维支配

    A. 枕额肌   B. 眼轮匝肌   C. 颈阔肌

    D. 咀嚼肌   E. 表情肌

13. 关于内脏运动神经的叙述，错误的是

    A. 不受意识控制   B. 支配平滑肌、心肌和腺体

    C. 包括交感神经和副交感神经   D. 从中枢发出后直接到达所支配的器官

    E. 又称自主神经

14. 迷走神经副交感纤维不支配的器官是

    A. 肺   B. 胃   C. 脾

    D. 子宫   E. 心

15. 支配瞳孔开大肌的神经来自

    A. 动眼神经   B. 交感神经   C. 视神经

    D. 眼神经   E. 滑车神经

16. 神经系统结构和功能的基本单位是
    A. 突起
    B. 神经元
    C. 细胞体
    D. 神经末梢
    E. 髓鞘

17. 坐骨神经描述正确的是
    A. 一般由梨状肌上孔出骨盆
    B. 发自腰丛
    C. 支配大腿后群肌
    D. 支配大腿内侧肌群
    E. 支配比目鱼肌

18. 成人脊髓下端水平达
    A. 第 1 骶椎水平
    B. 第 1 腰椎下缘
    C. 第 3 腰椎下缘
    D. 椎管末端
    E. 第 2 腰椎上缘

19. 阴部的神经发自
    A. 颈丛
    B. 臂丛
    C. 腰丛
    D. 骶丛
    E. 坐骨神经

20. 支配三角肌的神经是
    A. 腋神经
    B. 肌皮神经
    C. 正中神经
    D. 尺神经
    E. 桡神经

21. 传导舌前 2/3 一般感觉的神经是
    A. 舌咽神经
    B. 舌下神经
    C. 面神经
    D. 舌神经
    E. 喉返神经

22. 第 4 胸椎骨折，损伤的脊髓节段可能是
    A. 第 3 胸节
    B. 第 4 胸节
    C. 第 5 胸节
    D. 第 6 胸节
    E. 第 1 胸节

23. 损伤一侧视束会引起
    A. 同侧视野鼻侧偏盲，对侧视野颞侧偏盲
    B. 同侧视野全盲
    C. 双侧视野颞侧偏盲
    D. 两眼瞳孔对光反射减弱
    E. 该侧视野全盲

24. 丘脑腹后内侧核是下列哪一个的终止区
    A. 内侧丘系
    B. 三叉丘系
    C. 脊髓丘脑束
    D. 外侧丘系
    E. 内囊

25. 关于眼外肌的神经支配，错误的是
    A. 上斜肌受滑车神经支配
    B. 内直肌受动眼神经支配
    C. 外直肌受展神经支配
    D. 上睑提肌受眼神经支配
    E. 下直肌由动眼神经支配

26. 有关丘系交叉的说法，错误的是
    A. 位于延髓
    B. 是薄束和楔束纤维形成的交叉
    C. 交叉后的纤维上行形成内侧丘系
    D. 交叉前损伤产生同侧本体感觉和精细触觉消失
    E. 终止于腹后外侧核

27. 有关舌咽神经的说法，错误的是
    A. 经颈静脉孔出颅　　　　　　　　B. 躯体运动纤维支配咽肌
    C. 副交感纤维来自上泌涎核，管理腮腺　　D. 感觉纤维管理舌后 1/3 味觉
    E. 内含 4 种纤维成分

28. 传导躯干、四肢浅感觉的是
    A. 外侧丘系　　　　　　B. 内侧丘系　　　　　　C. 三叉丘系
    D. 脊髓丘脑束　　　　　E. 腹后内侧核

29. 说话中枢位于
    A. 额上回后部　　　　　B. 额中回后部　　　　　C. 额下回后部
    D. 中央旁小叶　　　　　E. 颞横回

30. 损伤视交叉中部会引起
    A. 双眼视野全盲　　　　　　B. 双眼视野的鼻侧偏盲　　C. 双眼视野颞侧偏盲
    D. 双眼瞳孔对方反射消失　E. 双眼视野不受影响

31. 下列哪对脑神经核只接受对侧皮质核束纤维的支配
    A. 面神经核上部　　　　B. 舌下神经核　　　　　C. 疑核
    D. 副神经核　　　　　　E. 动眼神经核

32. 下列哪个核不属于躯体运动核
    A. 舌下神经核　　　　　B. 滑车神经核　　　　　C. 动眼神经核
    D. 迷走神经背核　　　　E. 三叉神经运动核

33. 脑神经中不含副交感纤维的是
    A. 动眼神经　　　　　　B. 舌咽神经　　　　　　C. 面神经
    D. 三叉神经　　　　　　E. 迷走神经核

34. 造成眼内斜视是损伤了
    A. 上斜肌　　　　　　　B. 下斜肌　　　　　　　C. 上直肌
    D. 外直肌　　　　　　　E. 下直肌

35. 迷走神经直接联系的脑神经核是
    A. 上泌涎核　　　　　　B. 疑核　　　　　　　　C. 红核
    D. 下泌涎核　　　　　　E. 以上都不是

36. 下泌涎核纤维参与构成
    A. 三叉神经　　　　　　B. 面神经　　　　　　　C. 舌咽神经

D. 迷走神经　　　　　　E. 坐骨神经

37. 面神经直接联系的脑神经核是

A. 红核　　　　　　　B. 展神经核　　　　　　C. 孤束核

D. 疑核　　　　　　　E. 动眼神经核

38. 脊神经后根描述正确的是

A. 含运动核感觉纤维　　　　　B. 近椎间孔处有脊神经节与其相连

C. 感觉纤维全部终止于固有核　　D. 运动纤维支配骨骼肌

E. 最细的一支

39. 脊髓后角的神经元是

A. 躯体运动神经元　　B. 感觉神经元　　　　C. 联络神经元

D. 交感神经元　　　　E. 副交感神经元

40. 内囊描述正确的是

A. 是联络纤维集中的部位

B. 位于背侧丘脑和豆状核、尾状核之间

C. 是连合两大脑半球的纤维

D. 损伤时出现对侧运动、感觉、听觉障碍

E. 损伤时出现同侧运动、感觉障碍

（二）名词解释

1. 神经元

2. 胼胝体

3. 硬膜外腔

4. 硬脑膜窦

5. 小脑扁桃体

6. 交感干

（三）简答题

1. 脊髓位于什么部位？

2. 脑由哪几部分组成？

3. 脑桥有哪几对脑神经核？它与哪几对脑神经相联系？

4. 间脑包括哪几部分？其内腔是什么？

5. 试述大脑皮质的功能定位。

6. 简述内囊的位置，各部都有哪些纤维束通过，损伤后的表现。

7. 试述坐骨神经的起始、主要行程、分支和分布。

8. "垂腕""猿手""爪形手"各由哪个神经损伤引起？

9. 面神经主要分布于哪些部位？

（张晓东）

第九章　内分泌系统

知识结构

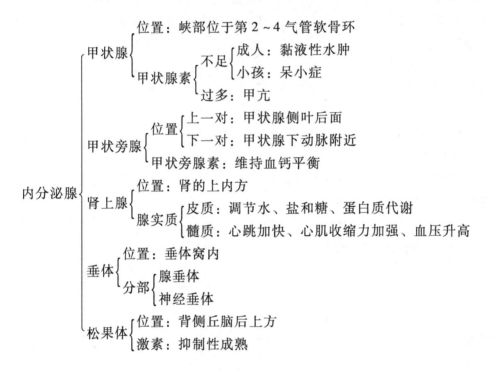

内分泌腺
- 甲状腺
  - 位置：峡部位于第2~4气管软骨环
  - 甲状腺素
    - 不足
      - 成人：黏液性水肿
      - 小孩：呆小症
    - 过多：甲亢
- 甲状旁腺
  - 位置
    - 上一对：甲状腺侧叶后面
    - 下一对：甲状腺下动脉附近
  - 甲状旁腺素：维持血钙平衡
- 肾上腺
  - 位置：肾的上内方
  - 腺实质
    - 皮质：调节水、盐和糖、蛋白质代谢
    - 髓质：心跳加快、心肌收缩力加强、血压升高
- 垂体
  - 位置：垂体窝内
  - 分部
    - 腺垂体
    - 神经垂体
- 松果体
  - 位置：背侧丘脑后上方
  - 激素：抑制性成熟

练习题

（一）选择题

1. 由于某种激素分泌不足，引起血钙下降的有关内分泌腺是
   A. 松果体　　　　　　B. 甲状腺　　　　　　C. 甲状旁腺
   D. 性腺　　　　　　　E. 胰岛

2. 缺碘可引起哪种内分泌腺肿大
   A. 甲状旁腺　　　　　B. 垂体　　　　　　　C. 甲状腺
   D. 肾上腺　　　　　　E. 睾丸

3. 甲状旁腺描述正确的是
   A. 功能亢进时可引起骨质疏松　　　B. 功能不足时引起血钙升高
   C. 通常有两个　　　　　　　　　　D. 其功能是调节机体基础代谢
   E. 分泌促甲状旁腺素

4. 关于肾上腺的描述，错误的是

A. 左、右各一   B. 左侧的近似半月形   C. 右侧的呈三角形

D. 分泌盐皮质激素   E. 调节血钙平衡

5. 糖皮质激素由哪个内分泌器官分泌

A. 胰腺   B. 睾丸   C. 卵巢

D. 肾上腺   E. 甲状腺

6. 关于松果体的叙述哪项正确

A. 分泌过盛促进性早熟   B. 分泌过盛导致青春期延迟

C. 在儿童期不发达   D. 分泌性激素

E. 以上描述均不妥

7. 糖尿病的发生可能由哪种激素分泌不足引起

A. 胰高血糖素   B. 胰岛素   C. 肾上腺素

D. 糖皮质激素   E. 褪黑素

8. 关于卵巢的叙述哪项错误

A. 可产生卵细胞   B. 可分泌雌激素   C. 可分泌雄激素

D. 可分泌孕酮   E. 上述全错

9. 垂体描述正确的是

A. 位于颅前窝的垂体窝内

B. 分为前、中、后叶

C. 产生的激素可影响甲状腺、肾上腺和性腺的分泌活动

D. 分泌胰岛素

E. 垂体为有导管腺

10. 腺垂体描述正确的是

A. 包括远侧部、结节部和中间部   B. 由漏斗和神经部组成

C. 又称为前叶   D. 可称为后叶

E. 分泌催产素

11. 神经垂体描述正确的是

A. 由远侧部、结节部和中间部组成   B. 分泌生长激素

C. 分泌促性腺激素   D. 包括垂体前叶和后叶

E. 包括神经部和漏斗

12. 能分泌促甲状腺激素的结构是

A. 垂体后叶   B. 垂体前叶   C. 胸腺

D. 甲状腺   E. 甲状旁腺

13. 垂体后叶描述正确的是

A. 由中间部和神经部组成   B. 由远侧部和结节部组成

C. 分泌胰岛素   D. 产生褪黑素

E. 以上都不对

14. 下列不属于内分泌腺的腺体是
    A. 松果体　　　　　　　B. 前列腺　　　　　　　C. 甲状腺
    D. 肾上腺　　　　　　　E. 垂体

15. 垂体描述正确的是
    A. 成对　　　　　　　　B. 借漏斗连于下丘脑　　　C. 位于颅前窝内
    D. 仅由神经组织组成　　　E. 不产生激素

16. 内分泌腺的特点是
    A. 有导管　　　　　　　B. 无导管　　　　　　　C. 血管少
    D. 体积大　　　　　　　E. 重量大

17. 甲状腺描述正确的是
    A. 分泌胸腺素　　　　　　　　　　　B. 由峡和两个锥体叶组成
    C. 分泌甲状腺素　　　　　　　　　　D. 甲状腺不随吞咽上下移动
    E. 峡位于 5~6 气管软骨之间

18. 垂体神经部描述正确的是
    A. 本身没有分泌功能　　　　　　　　B. 为激素贮存处
    C. 贮存抗利尿激素和催产素　　　　　D. 由神经纤维和神经胶质细胞构成
    E. 以上均正确

19. 属于内分泌组织的是
    A. 松果体　　　　　　　B. 睾丸　　　　　　　　C. 甲状腺
    D. 胰岛　　　　　　　　E. 脾

20. 属于内分泌器官的是
    A. 胸腺　　　　　　　　B. 脾　　　　　　　　　C. 胰岛
    D. 松果体　　　　　　　E. 睾丸间质细胞

21. 内分泌腺描述正确的是
    A. 血流慢，血压高　　　B. 重量大　　　　　　　C. 体积和重量都很小
    D. 包括肝　　　　　　　E. 包括胰

22. 甲状腺描述正确的是
    A. 维持血钙平衡　　　　　　　　　　B. 仅由两个侧叶组成
    C. 其前面附有甲状旁腺　　　　　　　D. 两个侧叶间连有甲状腺峡
    E. 甲状腺峡位于第 3~5 气管软骨环

23. 胸腺描述正确的是
    A. 位于上纵隔前部　　　　　　　　　B. 无内分泌功能
    C. 可分为对称的左、右两叶　　　　　D. 可分泌甲状腺素
    E. 无明显年龄变化

24. 肾上腺描述正确的是
    A. 附于肾的内侧　　　　　　　　　　B. 属于腹膜内位器官

  C. 左侧呈半月形，右侧呈三角形　　　D. 分泌胰岛素

  E. 包在肾纤维囊内

25. 属于内分泌腺的器官是

  A. 前列腺　　　　　B. 垂体　　　　　　　　C. 卵巢

  D. 胰腺　　　　　　E. 睾丸

（二）名词解释

1. 内分泌腺

2. 激素

3. 内分泌组织

（三）问答题

1. 试述肾上腺的位置、形态及功能。

2. 试述垂体的位置、分叶及功能。

3. 简述甲状腺的血供。

4. 营养肾上腺的动脉有哪些？分别来自何方？

5. 简述胸腺的位置和功能。

（张晓东）

第二部分　组织学与胚胎学

第一章　基本组织

知识结构

上皮组织
- 被覆上皮
  - 单层上皮
    - 单层扁平上皮
      - 内皮：心、血管和淋巴管的腔面
      - 间皮：胸膜、心包膜和腹膜等表面
      - 其他：肺泡和肾小囊壁层等腔面
    - 单层立方上皮：肾小管上皮、甲状腺滤泡上皮等
    - 单层柱状上皮：胃、肠、子宫等腔面
    - 假复层纤毛柱状上皮：呼吸管道等腔面
  - 复层上皮
    - 复层扁平上皮
      - 未角化：口腔、食管、阴道等腔面
      - 角化：皮肤
    - 复层柱状（或立方）上皮：腺导管、男性尿道等腔面
    - 变移上皮：肾盏、肾盂、输尿管和膀胱等腔面
- 腺上皮

结缔组织
- 固有结缔组织
  - 疏松结缔组织：分布于细胞、组织、器官之间和器官内
  - 致密结缔组织：分布于皮肤真皮、器官被膜、腱及韧带
  - 脂肪组织：分布于皮下组织、器官之间和器官内
  - 网状组织：分布于淋巴组织、淋巴器官和骨髓
- 软骨组织：分布于气管、肋软骨及会厌等
- 骨组织：分布于骨骼
- 血液：分布于心及血管

肌组织
- 骨骼肌（横纹肌、随意肌）：附着在骨骼上的肌
- 心肌（横纹肌、不随意肌）：心壁主要成分
- 平滑肌（内脏肌、不随意肌）：分布于内脏的管壁上

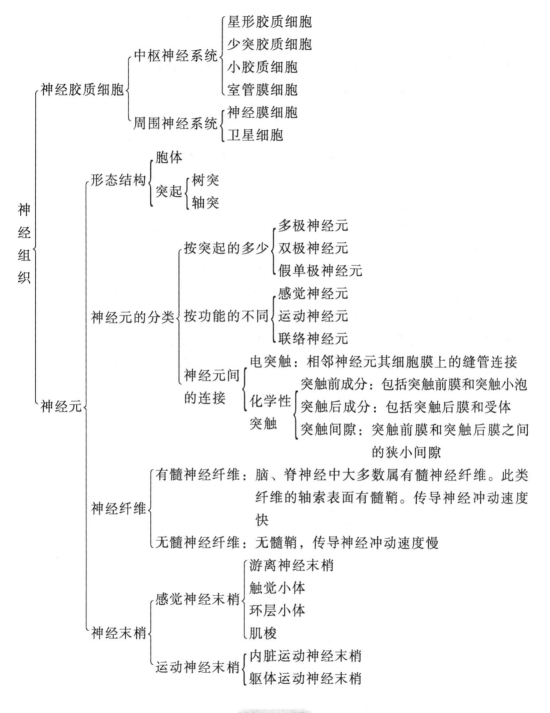

练 习 题

（一）选择题

1. 血液属于哪种组织

A. 上皮组织 B. 肌组织

　　　　C. 结缔组织　　　　　　　　　　　D. 神经组织

2. 下列哪一项不是上皮组织的特点

　　　A. 上皮细胞多，细胞间质少　　　　　B. 上皮细胞有极性

　　　C. 上皮组织内神经末梢丰富　　　　　D. 上皮组织内有毛细血管

3. 下列哪一种是真正的复层上皮

　　　A. 变移上皮　　　　　　　　　　　　B. 假复层纤毛柱状上皮

　　　C. 单层柱状上皮　　　　　　　　　　D. 单层立方上皮

4. 关于单层扁平上皮的描述，错误的是

　　　A. 表面观细胞呈多边形　　　　　　　B. 上皮细胞互相呈锯齿状嵌合

　　　C. 细胞核所在部位较厚，其他部位很薄　D. 单层扁平上皮又称为内皮

5. 关于单层柱状上皮的描述，错误的是

　　　A. 细胞表面观呈多边形　　　　　　　B. 细胞纵切面观呈长方形

　　　C. 细胞核呈圆形，位于细胞中央　　　D. 细胞游离面有微绒毛

6. 假复层纤毛柱状上皮的结构不包括

　　　A. 构成该上皮的细胞有四种　　　　　B. 所有细胞底部均达基膜

　　　C. 所有细胞顶部都有纤毛　　　　　　D. 柱状细胞及杯状细胞顶部达游离面

7. 复层扁平上皮的结构特点不包括

　　　A. 由多层细胞组成　　　　　　　　　B. 表层细胞呈扁平形

　　　C. 中间层细胞呈多边形　　　　　　　D. 基底层细胞呈高柱状

8. 变移上皮的特点不包括

　　　A. 分布于大部分排尿管道的腔面

　　　B. 表层细胞称盖细胞

　　　C. 细胞形态与层次随器官功能状态而变化

　　　D. 基底层细胞呈倒置梨形

9. 微绒毛与纤毛的相同点是

　　　A. 前者表面为质膜，后者也为质膜　　B. 前者细短，后者粗长

　　　C. 前者内含微丝，后者内含微管　　　D. 前者不摆动，后者可摆动

10. 上皮细胞侧面不存在哪种细胞连接

　　　A. 桥粒　　　　　　　　　　　　　　B. 紧密连接

　　　C. 半桥粒　　　　　　　　　　　　　D. 中间连接

11. 关于基膜的描述，错误的是

　　　A. 基膜呈薄膜状　　　　　　　　　　B. 电镜观基膜可分为两层

　　　C. 基膜为半透膜　　　　　　　　　　D. 基膜能增加细胞基底部表面积

12. 关于质膜内褶的描述，错误的是

　　　A. 位于上皮细胞基底面　　　　　　　B. 是细胞膜向胞质内折叠而成

　　　C. 此结构可扩大细胞基底表面积　　　D. 内褶间含大量高尔基复合体

13. 上皮细胞基底面没有
    A. 质膜内褶   B. 半桥粒
    C. 紧密连接   D. 基膜

14. 关于疏松结缔组织的描述，错误的是
    A. 是来源于胚胎时期间充质的组织   B. 细胞数量少，但种类多
    C. 细胞间质少   D. 该组织在人体分布最广泛

15. 下述哪种不是结缔组织间质的纤维
    A. 胶原纤维   B. 神经原纤维
    C. 网状纤维   D. 弹性纤维

16. 构成结缔组织基质中分子筛的成分是
    A. 蛋白多糖   B. 组织液
    C. 胶原纤维   D. 网状纤维

17. 成纤维细胞的特点不包括
    A. 细胞呈多突扁平状   B. 细胞核大，呈卵圆形，染色浅
    C. 细胞质嗜酸性   D. 细胞静止时称纤维细胞

18. 关于巨噬细胞的描述，错误的是
    A. 细胞形态多样，表面有粗短伪足   B. 细胞核小，染色深
    C. 细胞质丰富，多为嗜酸性   D. 细胞质中含丰富的高尔基复合体

19. 下列哪项是浆细胞的错误描述
    A. 细胞呈圆形或卵圆形   B. 细胞核圆，常偏于细胞一侧
    C. 细胞质中含大量滑面内质网   D. 可产生抗体，参与机体体液免疫

20. 关于肥大细胞的描述，错误的是
    A. 细胞体积大，呈圆形或卵圆形   B. 细胞核小，染色浅
    C. 细胞质中充满粗大的异染颗粒   D. 该细胞能参与免疫应答过程

21. 以下哪种细胞产生疏松结缔组织的纤维与基质
    A. 成骨细胞   B. 浆细胞
    C. 肥大细胞   D. 成纤维细胞

22. 可被硝酸银染色的组织是
    A. 透明软骨组织   B. 骨组织
    C. 致密结缔组织   D. 网状组织

23. 关于软骨的错误描述是
    A. 每块软骨是一种器官   B. 软骨细胞位于软骨陷窝内
    C. 软骨基质内都含胶原纤维   D. 人体有三类软骨

24. 不参与骨板形成的成分是
    A. 骨胶原纤维   B. 有机基质与无机基质
    C. 骨细胞   D. 弹性纤维

25. 关于骨细胞的描述，错误的是
    A. 骨细胞是一种具有多突起的细胞　　　B. 骨细胞的突起彼此接触
    C. 骨板中有骨细胞　　　D. 骨细胞的胞体与突起都在骨陷窝内

26. 含大量溶酶体的细胞是
    A. 成骨细胞　　　B. 骨细胞
    C. 破骨细胞　　　D. 骨原细胞

27. 关于骨板的描述，错误的是
    A. 由规律成层排列的胶原纤维与基质构成骨板
    B. 相邻骨板内的胶原纤维都平行排列
    C. 骨细胞位于骨陷窝与骨小管内
    D. 骨板的骨细胞有成骨功能和溶骨功能

28. 关于成熟红细胞的描述，错误的是
    A. 细胞直径为 $7 \sim 9 \mu m$　　　B. 呈双凹圆盘形
    C. 细胞内有细胞核和细胞器　　　D. 细胞内无细胞核和细胞器

29. 关于网织红细胞的描述，错误的是
    A. 是一种未完全成熟的红细胞　　　B. 占成人红细胞总数的 $0.5\% \sim 1.5\%$
    C. 细胞质内有少量核糖体　　　D. 细胞核呈分叶状

30. 区分有粒白细胞和无粒白细胞的主要依据是
    A. 细胞大小不同　　　B. 细胞质内有无特殊颗粒
    C. 细胞质内有无嗜天青颗粒　　　D. 细胞核有无分叶

31. 有关中性粒细胞的描述，错误的是
    A. 是白细胞中最多的一种细胞　　　B. 细胞核呈杆状或分叶状
    C. 细胞质内含大量的嗜天青颗粒　　　D. 能做变形运动，具有很强的吞噬能力

32. 关于嗜酸性粒细胞的描述，错误的是
    A. 胞体呈球形
    B. 细胞核分两叶，呈八字形
    C. 细胞质充满大小不一、分布不均的嗜酸性颗粒
    D. 过敏性疾病、寄生虫感染时，嗜酸性粒细胞增多

33. 关于嗜碱性粒细胞的描述，错误的是
    A. 是血液中数量最少的一种细胞
    B. 细胞呈球形
    C. 细胞核分叶且隐约可见
    D. 细胞质内充满粗大、大小一致、分布均匀的嗜碱性颗粒

34. 以下哪一项不是单核细胞的特点
    A. 是血液中体积最大的细胞
    B. 占白细胞总数的 $50\% \sim 70\%$

  C. 细胞核多呈卵圆形、肾形或马蹄形

  D. 进入结缔组织则变为成熟的巨噬细胞

35. 以下哪一项不是淋巴细胞的特点

  A. 占白细胞总数的 20% ~30%

  B. 根据形态可分为大、中、小三种淋巴细胞

  C. 根据功能可分为 T 细胞、B 细胞、K 细胞和 NK 细胞等

  D. 淋巴细胞的细胞核小，细胞质多

36. 关于血小板的描述，错误的是

  A. 由巨噬细胞细胞质脱落而成   B. 表面胞膜完整，无细胞核，有细胞器

  C. 周边为透明区，中央为颗粒区   D. 有止血与凝血功能

37. 关于骨骼肌纤维的描述，错误的是

  A. 有一个细胞核，位于细胞中央   B. 有多个细胞核，位于肌膜下

  C. 肌纤维间有少量疏松结缔组织   D. 肌纤维表面有明暗相间的横纹

38. 肌节是

  A. 相邻两 Z 线间的肌纤维   B. 相邻两 M 线间的肌原纤维

  C. A 带内的肌原纤维   D. 相邻两 Z 线间的一段肌原纤维

39. 肌节由

  A. A 带组成   B. A 带 + A 带组成

  C. 1/2 I 带 + A 带 + 1/2 I 带组成   D. I 带 + A 带组成

40. 肌纤维的横小管由

  A. 滑面内质网形成   B. 肌膜向细胞质内凹陷形成

  C. 粗面内质网形成   D. 粗、细肌丝围成

41. 肌纤维内的终池由

  A. 粗面内质网形成   B. 纵小管吻合形成

  C. 高尔基复合体形成   D. 细胞膜向细胞质凹陷形成

42. 骨骼肌纤维的三联体是

  A. 由一横小管与一终池靠拢形成   B. 由两纵小管夹一终池形成

  C. 由两终池夹一横小管形成   D. 由横小管夹一终池形成

43. 肌纤维收缩时，肌节的变化是

  A. 仅 I 带缩短   B. A 带缩短，H 带缩短或消失

  C. 仅 H 带缩短   D. I 带和 H 带均缩短

44. 构成粗肌丝的蛋白质是

  A. 肌动蛋白   B. 肌动蛋白和肌球蛋白

  C. 肌球蛋白   D. 肌红蛋白

45. 心肌闰盘处有

  A. 中间连接、桥粒、紧密连接   B. 中间连接、桥粒、缝隙连接

C. 紧密连接、桥粒、缝隙连接　　D. 桥粒、中间连接

46. 使心肌产生同步收缩的形态基础是

    A. 桥粒　　　　　　　　　　　　B. 缝隙连接

    C. 紧密连接　　　　　　　　　　D. 中间连接

47. 中枢神经系统的神经胶质细胞不包括

    A. 神经膜细胞　　　　　　　　　B. 星形胶质细胞

    C. 室管膜细胞　　　　　　　　　D. 少突胶质细胞

48. 神经胶质细胞的功能不包括

    A. 参与血 – 脑屏障构成　　　　　B. 参与神经纤维构成

    C. 吞噬　　　　　　　　　　　　D. 传导兴奋

49. 以下对神经元的描述，错误的是

    A. 细胞均呈星状多突形　　　　　B. 细胞突起可分为树突和轴突两类

    C. 细胞质内有发达的高尔基复合体　　D. 细胞质内有许多神经原纤维

50. 合成酶、神经递质的结构是

    A. 神经原纤维　　　　　　　　　B. 嗜染质

    C. 线粒体　　　　　　　　　　　D. 高尔基复合体

51. 关于神经元突起的描述，错误的是

    A. 可分为树突和轴突　　　　　　B. 每个神经细胞只有一根轴突

    C. 树突多分支，内含嗜染质　　　D. 轴突少分支，内含嗜染质

52. 关于嗜染质的分布，哪项最准确

    A. 胞体和轴突内　　　　　　　　B. 胞体和树突内

    C. 胞体内　　　　　　　　　　　D. 突起内

53. 关于神经纤维的描述，错误的是

    A. 由轴索和外包的神经胶质细胞构成

    B. 分有髓神经纤维和无髓神经纤维两种

    C. 有髓神经纤维无郎飞结

    D. 有髓神经纤维的传导速度快

54. 关于神经末梢的描述，错误的是

    A. 神经末梢是神经纤维的终末　　B. 神经末梢有感受器和效应器两种

    C. 骨骼肌内只有效应器　　　　　D. 骨骼肌内既有效应器，又有感受器

55. 关于感觉神经末梢的描述，错误的是

    A. 是感觉神经元周围突的终末　　B. 仅分布在表皮内

    C. 分游离和被囊神经末梢两种　　D. 能感受体内外各种刺激

56. 感受冷、热和痛刺激的结构是

    A. 触觉小体　　　　　　　　　　B. 环层小体

    C. 游离神经末梢　　　　　　　　D. 肌梭

57. 关于效应器的功能，最正确的描述是

    A. 支配骨骼肌的运动　　　　　　B. 支配平滑肌的运动

    C. 支配腺体的分泌　　　　　　　D. 以上都是

58. 关于突触的描述，错误的是

    A. 是两种神经元之间，或神经元与效应细胞之间的细胞连接

    B. 可分为电突触与化学性突触两种

    C. 光镜下可分为突触前膜、突触间隙与突触后膜三部分

    D. 突触后膜上有特异性受体

59. 关于化学性突触的错误描述是

    A. 是最常见的一种连接方式

    B. 电镜下可见突触前成分、突触间隙和突触后成分三部分

    C. 突触前膜与突触后膜之间有紧密连接

    D. 突触后膜上有特异性受体

60. 形成周围神经系统有髓神经纤维髓鞘的细胞是

    A. 星形胶质细胞　　　　　　　　B. 小胶质细胞

    C. 神经膜细胞　　　　　　　　　D. 少突胶质细胞

61. 形成中枢神经系统有髓神经纤维髓鞘的细胞是

    A. 神经膜细胞　　　　　　　　　B. 星形胶质细胞

    C. 小胶质细胞　　　　　　　　　D. 少突胶质细胞

62. 按功能不同，神经元可分为

    A. 运动神经元和感觉神经元

    B. 胆碱能神经元和运动神经元

    C. 感觉神经元和胆碱能神经元

    D. 联络神经元、运动神经元和感觉神经元

（二）名词解释

1. 组织

2. 间皮

3. 内皮

4. 腺上皮

5. 微绒毛

6. 基膜

7. 质膜内褶

8. 骨板

9. 血浆

10. 血清

11. 核左移

12. 骨单位

13. 肌原纤维

14. 肌节

15. 闰盘

16. 三联体

17. 神经元

18. 尼氏小体（嗜染质）

19. 突触

20. 神经原纤维

（三）问答题

1. 被覆上皮的共同特征有哪些？根据上皮细胞的形态与层次，被覆上皮分哪几种？

2. 何谓腺上皮？何谓腺？根据分泌物的排出方式不同，腺分几种？

3. 试述疏松结缔组织的一般特点。

4. 简述成纤维细胞的光、电镜结构及功能。

5. 简述浆细胞的光、电镜结构及功能。

6. 简述巨噬细胞的光、电镜结构及功能。

7. 红细胞的形态结构特点如何？有何功能？

8. 中性粒细胞的形态结构特点如何？有何功能？

9. 单核细胞的形态结构特点如何？有何功能？

10. 所有血细胞来源于何种细胞？主要发生场所在何处？整个发生过程经历了哪几个阶段？

11. 形成骨骼肌纤维与心肌纤维横纹结构的基础是什么？

12. 试比较骨骼肌和心肌的结构异同点。

13. 以多极神经元为例，简述神经元的结构特点。

14. 试述突触的定义、分类及化学性突触的电镜下结构。

（陈天虎）

第二章　消化系统

知识结构

消化管管壁的一般结构（由内向外）
- 黏膜
  - 上皮：复层扁平上皮或单层柱状上皮
  - 固有层：疏松结缔组织，有血管、神经、腺体
  - 黏膜肌层：薄层平滑肌
- 黏膜下层：疏松结缔组织，较大的血管、神经
- 肌层：平滑肌或骨骼肌
- 外膜：纤维膜或浆膜

食管管壁的一般结构（由内向外）
- 黏膜
  - 上皮：未角化复层扁平上皮，贲门移行为单层柱状上皮
  - 固有层：疏松结缔组织，有血管、神经、腺体
  - 黏膜肌层：纵行平滑肌
- 黏膜下层：疏松结缔组织，有食管腺
- 肌层：上 1/3 骨骼肌，中 1/3 混合，下 1/3 平滑肌
- 外膜：纤维膜

胃的结构特点
- 黏膜（胃小凹）
  - 上皮：单层柱状，电镜下游离面有微绒毛，细胞质顶部有紧密连接，胃黏膜屏障
  - 固有层：主要是大量紧密排列的胃腺
- 胃底腺
  - 壁细胞
    - 胞体大，细胞核圆，细胞质嗜酸性
    - 电镜：细胞内分泌小管；滑面内质网形成的微管泡系统及丰富的线粒体和高尔基复合体
    - 功能：合成盐酸，激活胃蛋白酶原；分泌内因子
  - 主细胞
    - 细胞呈柱状，细胞核圆，靠基底，细胞质嗜碱性，顶部充满酶原颗粒
    - 电镜：基部为粗面内质网，细胞核上为高尔基复合体和酶原颗粒
    - 功能：分泌胃蛋白酶原，婴儿还有凝乳酶
  - 颈黏液细胞：分泌黏液
- 肌层：平滑肌，较厚，分内斜、中环、外纵

小肠的结构特点 {
　管壁：有环形皱襞
　黏膜：有许多绒毛
　中轴 {
　　表面：单层柱状上皮吸收细胞、微绒毛、杯状细胞
　　固有层：结缔组织、中央乳糜管、有孔毛细血管
　}
　吸收：细胞游离面有发达的微绒毛
　肠腺：柱状细胞、杯状细胞、潘氏细胞（粗大的嗜酸性颗粒）、未分化细胞、
　　　　内分泌细胞
}

结肠结构特点 {
　黏膜：可见半月形皱襞，无绒毛，肠腺密，杯状细胞多
　固有层：含淋巴组织
　肌层：外纵肌，形成三条结肠带
}

胰腺实质 {
　外分泌部 {
　　腺泡：浆液细胞组成，腔内有泡心细胞
　　导管：泡心细胞—闰管—小叶内导管—小叶间导管
　}
　内分泌部：胰岛 {
　　A 细胞：分泌胰高血糖素
　　B 细胞：分泌胰岛素
　　D 细胞：分泌抑生长激素
　　PP 细胞：分泌胰多肽
　}
}

肝小叶的微细结构 {
　中央静脉：位于肝小叶中央，有许多肝血窦开口
　肝板 {
　　概念：肝细胞围绕中央静脉放射状排列形成的条索状结构，肝细胞能分
　　　　　泌胆汁，是实现肝功能的结构基础
　　肝细胞主要细胞器 {
　　　线粒体：提供能量
　　　粗面内质网和核糖体：合成血浆蛋白
　　　滑面内质网：合成胆汁、脂类、糖、激素，代谢及解毒
　　　高尔基复合体：与肝细胞分泌活动有关
　　　溶酶体：参与肝细胞内消化，运输胆红素，贮存铁
　　　微体：消除过氧化氢对细胞的毒害
　　}
　}
　肝血窦：相邻肝板间大而不规则的腔。内皮细胞有窗孔，孔上无隔膜，内皮外
　　　　　无基膜，血窦腔内有肝巨噬细胞
　窦周隙：血窦内皮细胞与肝细胞之间的狭小空隙，物质代谢的重要场所
　胆小管：位于肝板内，相邻肝细胞膜局部凹陷形成的微细管道
}

肝门管区：几个肝小叶之间的区域，结缔组织较多，含小叶间动脉，小叶间静脉，小叶间胆管

练 习 题

（一）选择题

1. 食管腺位于

　　A. 上皮　　　　B. 固有层　　　C. 黏膜肌层　　　D. 黏膜下层　　　E. 外膜

2. 黏膜形成绒毛的器官是

　　A. 胃　　　　　B. 小肠　　　　C. 食管　　　　　D. 结肠　　　　　E. 阑尾

3. 绒毛的表面为

　　A. 单层柱状上皮　　　　　B. 单层立方上体　　　　　C. 复层扁平上皮

　　D. 薄层结缔组织　　　　　E. 浆膜

4. 胃底腺的特征哪项是错误的

　　A. 位于胃体、胃底部　　　　　　B. 胃酶细胞多位于腺体底部

　　C. 盐酸细胞多位于腺体的体部、颈部　　D. 胃腺属于外分泌腺

　　E. 腺体底部位于黏膜下层

5. 内因子来自于

　　A. 颈黏液细胞　　　　　B. 盐酸细胞　　　　　　C. 胃酶细胞

　　D. 内分泌细胞　　　　　E. 表面上皮细胞

6. 壁细胞合成盐酸的位置在

　　A. 滑面内质网　　　　　B. 粗面内质网　　　　　C. 细胞核内

　　D. 细胞内分泌小管内　　E. 线粒体膜上

7. 胃腺主细胞特征中哪项是错误的

　　A. 多分布于胃腺底部　　　　　B. 细胞质嗜碱性

　　C. 粗面内质网和高尔基复合体丰富　　D. 细胞质中有丰富的黏原颗粒

　　E. 分泌胃蛋白酶原

8. 胃腺中细胞质呈嗜碱性的细胞是

　　A. 主细胞　　　　　　B. 壁细胞　　　　　　C. 颈黏液细胞

　　D. 幽门腺细胞　　　　E. 贲门腺细胞

9. 食管壁肌层描述正确的是

　　A. 都是骨骼肌

　　B. 是混合肌

　　C. 上 1/3 是平滑肌，下 1/3 是骨骼肌，中 1/3 是两肌混合

　　D. 上部分是平滑肌，下部分是骨骼肌

　　E. 上 1/3 是骨骼肌，下 1/3 是平滑肌，中 1/3 是两肌混合

10. 胃底腺主细胞分泌

　　A. 胃蛋白酶　　　　　B. 胃蛋白酶原　　　　　C. 内因子

　　D. 黏蛋白　　　　　　E. 以上都不是

11. 下列关于食管结构的描述，其中哪一项是错误的

　　A. 固有层中常有少量腺体　　　B. 黏膜肌层为一层纵行的平滑肌

　　C. 黏膜下层内含有食管腺　　　D. 黏膜上皮为角化的复层扁平上皮

　　E. 管壁内既有平滑肌，又有骨骼肌

12. 消化管具有绒毛的部位是
    A. 食管　　　 B. 胃　　　　 C. 小肠　　　　 D. 直肠　　　　 E. 结肠

13. 帕内特细胞（潘氏细胞）的特征哪项是错误的
    A. 分布在肠腺底部　　　 B. 属于内分泌细胞　　　 C. 细胞呈锥体形
    D. 细胞顶部有嗜酸性颗粒　 E. 能分泌防御素和溶菌酶

14. 扩大吸收表面积的结构是
    A. 丰富的毛细血管　　　 B. 中央乳糜管　　　 C. 微绒毛
    D. 柱状细胞间的杯状细胞　 E. 肠隐窝

15. 中央乳糜管的特征中哪项是错误的
    A. 位于绒毛中轴　　　 B. 小肠各段都有中央乳糜管　 C. 起始端为盲端
    D. 内皮细胞之间间隙大　 E. 营养经中央乳糜管进入血液

16. 电镜下胃腺主细胞顶部见到的颗粒是
    A. 黏原颗粒　　　 B. 酶原颗粒　　　 C. 嗜银颗粒
    D. 嗜铬颗粒　　　 E. 以上都不是

17. 在黏膜下层内含有腺体的消化管器官是
    A. 食管、胃　　　 B. 胃、十二指肠　　　 C. 十二指肠、小肠
    D. 小肠、大肠　　 E. 以上都不是

18. 胃腺分布于
    A. 胃小凹中　 B. 黏膜上皮　 C. 固有层　　 D. 黏膜下层　　 E. 浆膜

19. 人的肝小叶
    A. 均为多角棱柱体　　 B. 均为圆柱体　　　 C. 均为圆形或椭圆形
    D. 均为方形柱状体　　 E. 大小形态不一

20. 小肠吸收细胞的游离面有
    A. 纤毛　　 B. 微绒毛　　 C. 紧密连接　 D. 半桥粒　　　 E. 质膜内褶

21. 消化道淋巴组织最发达的部位是
    A. 胃　　　 B. 十二指肠　 C. 空肠　　　 D. 回肠　　　 E. 结肠

22. 组成胆小管管壁的是
    A. 成纤维细胞，胶原纤维　　　 B. 肝细胞膜
    C. 网状纤维，网状细胞　　　　 D. 平滑肌细胞
    E. 内皮细胞

23. 肝的基本结构单位是
    A. 肝板　　　　 B. 肝小叶　　　 C. 肝细胞
    D. 肝血窦　　　 E. 中央静脉

24. 肝内具有吞噬功能的细胞是
    A. 淋巴细胞　　　 B. 肝巨噬细胞　　　 C. 肝细胞
    D. 内皮细胞　　　 E. 贮脂细胞

25. 相邻肝板之间的是
    A. 肝血窦   B. 胆小管   C. 小叶间胆管
    D. 窦周隙   E. 中央静脉

26. 消化管壁的最外层称外膜，外膜是
    A. 浆膜   B. 疏松结缔组织   C. 纤维膜
    D. 腹膜脏层   E. 以上都不对

27. 肝窦周隙特征中哪项是错误的
    A. 位于血窦内皮细胞和肝细胞间   B. 肝细胞膜有微绒毛伸入其中
    C. 窦周隙有血浆成分   D. 窦周隙有贮脂细胞
    E. 有较多巨噬细胞

28. 下列关于阑尾的描述，哪一项是错误的
    A. 可有少量绒毛结构   B. 肠腔较结肠狭窄
    C. 固有层内肠腺较结肠的少而短   D. 含有丰富的淋巴组织
    E. 肌层也分为内环、外纵两层，但较结肠的薄

29. 肝门管区结构成分中，哪项是错误的
    A. 小叶间动脉   B. 小叶间静脉   C. 小叶间胆管
    D. 小叶间淋巴管   E. 小叶下静脉

30. 肝细胞中具有解毒功能的细胞器是
    A. 粗面内质网   B. 滑面内质网   C. 高尔基复合体
    D. 管状嵴线粒体   E. 溶酶体

31. 胆小管位于
    A. 肝细胞与血窦内皮细胞之间   B. 肝板之间
    C. 肝细胞与胆管之间   D. 肝细胞与窦周隙之间
    E. 肝板内肝细胞间

32. 肝血窦的结构特征中，哪项是错误的
    A. 窦壁为一层扁平的内皮细胞   B. 内皮细胞有窗孔
    C. 内皮细胞之间有较大间隙   D. 内皮外有基膜
    E. 血浆中除乳糜微粒外，其他物质可通过窦壁

33. 胰腺的腺泡含有
    A. 浆液细胞   B. 黏液细胞   C. 黏液细胞和浆液细胞
    D. 内分泌细胞   E. 杯状细胞

34. 胰岛素是由哪种细胞分泌的
    A. A 细胞   B. D 细胞   C. B 细胞
    D. PP 细胞   E. 浆液性腺泡

35. 肝小叶的中央是
    A. 肝血窦   B. 中央静脉   C. 肝板

D. 胆小管   E. 窦周间隙

36. 肝的功能血管是

  A. 肝动脉   B. 门静脉   C. 中央静脉

  D. 小叶间动脉   E. 小叶间静脉

37. 能保护胃黏膜不被腐蚀的结构是

  A. 上皮细胞   B. 胃蛋白酶原   C. 黏液

  D. 内因子   E. 胃黏膜屏障

38. 胆汁是由下列哪种细胞分泌的

  A. 肝细胞   B. 胆囊黏膜上皮细胞 C. 胆小管上皮细胞

  D. 胆道上皮细胞   E. 狄氏间隙的内皮细胞

39. 对肝血循环的描述哪项是不正确的

  A. 门静脉→小叶间静脉→血窦中央静脉→小叶下静脉

  B. 中央静脉→血窦小叶间静脉→小叶下静脉

  C. 肝动脉→小叶间动脉→血窦中央静脉→小叶下静脉

  D. 门静脉是肝的功能血管

  E. 肝动脉是肝的营养血管

40. 肝细胞合成胆汁的部位是

  A. 滑面内质网   B. 线粒体   C. 粗面内质网

  D. 微体   E. 高尔基复合体

（二）名词解释

1. 小肠绒毛

2. 胰岛

3. 肝板

4. 肝血窦

5. 窦周隙

（三）问答题

1. 叙述消化管壁的一般结构。

2. 食管的结构特点有哪些？

3. 胃壁的组织结构特点有哪些？

4. 试述小肠的结构特点。

5. 胰腺的结构和功能有哪些？

6. 肝小叶的组成结构有哪些？

7. 何谓肝门管区？

8. 何谓胃黏膜屏障？

（杨 妮）

第三章 呼吸系统与泌尿系统

知识结构

1. 呼吸道的一般结构
   - 黏膜
     - 上皮：假复层纤毛柱状上皮
       - 柱状细胞：纤毛杯状细胞
       - 基细胞
       - 刷状细胞：微绒毛刷状
       - 小颗粒细胞
     - 固有层（致密结缔组织）：弹性纤维、淋巴组织
   - 黏膜下层（疏松结缔组织）：血管、淋巴、神经、混合腺
   - 外膜（疏松结缔组织）：软骨或骨

2. 气管、支气管的结构特点
   - 黏膜：上皮为假复层纤毛柱状上皮，杯状细胞多，基膜厚
   - 黏膜下层：含混合的气管腺
   - 外膜：透明软骨呈 "C" 形，混合腺，平滑肌

3. 导气部结构变化特点：

	上皮		腺体	软骨片	平滑肌
肺叶支气管至小支气管	假复层纤毛柱状上皮变薄	杯状细胞减少	逐渐减少	呈片状	逐渐增多
细支气管	黏膜可见皱襞，上皮更薄	杯状细胞减少	更少	更少乃至消失	相对增多
终末细支气管	黏膜皱襞明显，变为单层纤毛柱状上皮	无杯状细胞	无	无	完整环形

4. 呼吸部结构特点：

呼吸性细支气管	单层立方上皮，有的有纤毛、clara 细胞	管壁出现肺泡，有薄层结缔组织，少量平滑肌
肺泡管	单层立方上皮或扁平上皮	有大量肺泡及肺泡囊开口，相邻肺泡开口之间有薄膜层结缔组织和少量平滑肌，有结节状膨大
肺泡囊	单层肺泡上皮	数个肺泡共同开口处，无结节膨大
肺泡	单层Ⅰ型和Ⅱ型肺泡细胞	血 - 气屏障，毛细血管，弹性纤维，尘细胞

5. 肾单位
- 肾小体
  - 血管球：入球动脉（粗而大）—毛细血管团（有孔毛细血管）—出球动脉（长而细）
  - 肾小囊
    - 壁层：单层扁平上皮、肾小囊腔
    - 脏层：足细胞
- 肾小管
  - 近端小管
    - 曲部：单层锥体状或立方上皮细胞，细胞质嗜酸性，腔面有刷状缘、基部有纵纹
    - 直部
  - 细段
  - 远端小管
    - 直部：单层立方上皮细胞，细胞质着色淡，微绒毛少而短
    - 曲部：基部质膜内褶发达（纵纹多）
  - 滤过膜：毛细血管有孔内皮，基膜和足细胞的裂孔膜，是血液从血管球的毛细血管渗到肾小囊内形成原尿必须通过的结构

6. 肾血液循环特点
- 肾动脉：起自于腹主动脉，且短而粗，故流量大，流速快。另外，肾内血管走行直，血流很快抵达血管球
- 入球小动脉：较出球小动脉粗，因而使血管球内的压力高，利于滤过
- 两次形成毛细血管：入球小动脉分支形成毛细血管网，利于滤过。出球小动脉出球后，再次形成毛细血管网，有利于重吸收和尿液的浓缩
- 髓质的直小动脉和直小静脉：形成襻状与肾单位襻伴行，亦有利于泌尿小管的重吸收和尿液的浓缩

7. 球旁复合体
- 球旁细胞：入球小动脉近血管极处，由中膜平滑肌细胞变形而成的上皮样细胞，分泌肾素
- 致密斑：远曲小管近血管极一侧的管壁上皮细胞变形而成的椭圆形隆起，该处细胞变高变窄，胞核聚焦成致密区，是化学感应器，感受远曲小管钠离子浓度
- 球外系膜细胞：位于入球小动脉、出球小动脉和致密斑之间的三角形区域内

练习题

（一）选择题

1. 呼吸道的分泌物来源于
   A. 腺体、杯状细胞、小颗粒细胞
   B. 腺体、杯状细胞、纤毛细胞
   C. 腺体、杯状细胞
   D. 腺体、杯状细胞、刷细胞
   E. 杯状细胞、刷细胞、小颗粒细胞

2. 气管黏膜表面产生 SIgA 的组织结构是

    A. 上皮细胞和巨噬细胞   B. 上皮细胞和浆细胞

    C. 内分泌细胞   D. 纤毛细胞

    E. 以上都不是

3. 以下哪个结构不属于肺导气部

    A. 叶支气管   B. 小支气管   C. 细支气管

    D. 终末细支气管   E. 呼吸性细支气管

4. 构成肺小叶的是哪种支气管及其分支和肺泡

    A. 段支气管   B. 小支气管   C. 细支气管

    D. 终末细支气管   E. 肺泡管

5. 在黏膜下层内不含混合腺的器官是

    A. 食管   B. 气管和支气管   C. 十二指肠

    D. 肺内小支气管   E. 胃

6. 肺的间质是指

    A. 结缔组织的基质和纤维   B. 肌纤维

    C. 毛细血管   D. 血管和神经纤维

    E. 结缔组织、血管、淋巴管、神经等

7. 呼气时，促使肺泡回缩的主要因素是

    A. 肺泡表面活性剂   B. 肌上皮细胞   C. 平滑肌

    D. 弹性纤维   E. 胶原纤维

8. 对进出肺泡内的气体流量起调节作用的是

    A. 呼吸性细支气管   B. 细支气管   C. 终末细支气管

    D. 肺泡管   E. 肺泡囊

9. 关于肺泡上皮细胞，下列哪种说法正确

    A. Ⅰ型细胞呈立方形   B. Ⅰ型细胞有嗜锇性板层小体

    C. Ⅱ型细胞体积较小   D. Ⅱ型细胞也呈扁平

    E. Ⅱ型细胞有嗜锇性板层小体

10. 下列哪项有完整的平滑肌

    A. 肺叶支气管   B. 肺段支气管   C. 小支气管

    D. 终末细支气管   E. 呼吸性细支气管

11. 呼吸性细支气管的特征中，哪项是错误的

    A. 管壁上有肺泡开口   B. 管壁内衬单层立方上皮   C. 外有少量结缔组织

    D. 有少量平滑肌   E．有少量软骨片

12. 细支气管结构特征中，哪项是错误的

    A. 上皮由假复层纤毛柱状上皮逐渐变为单层纤毛柱状上皮

    B. 杯状细胞减少

C. 腺体少或无

D. 软骨片少或无

E. 平滑肌少或无

13. 对终末细支气管的描述哪项是对的

    A. 上皮为假复层纤毛柱状上皮   B. 杯状细胞较丰富

    C. 外膜中软骨片完全消失   D. 外膜中软骨呈片状

    E. 平滑肌已形成完整的环形肌层

14. 肺小叶的组成为

    A. 细支气管及其所属分支和肺泡

    B. 终末细支气管及其所属分支和肺泡

    C. 呼吸性细支气管及其所属分支和肺泡

    D. 肺泡管和末端肺泡

    E. 以上都不是

15. 肺泡隔的结构中哪项是错误的

    A. 薄层结缔组织   B. 丰富的毛细血管   C. 丰富的弹性纤维

    D. 丰富的胶原纤维   E. 较多的巨噬细胞

16. 气管和支气管中能感觉外界刺激的细胞是

    A. 纤毛细胞   B. 杯状细胞   C. 刷细胞

    D. 基细胞   E. 小颗粒细胞

17. 对肺泡的描述哪项是错误的

    A. 肺泡为多面形的薄壁囊泡   B. 开口于呼吸性细支气管

    C. 开口于肺泡管、肺泡囊   D. 肺泡壁由单层立方上皮构成

    E. 人每侧肺有肺泡 3 亿~4 亿个

18. 肺呼吸部与导气部的主要区别在于

    A. 上皮细胞无纤毛   B. 无杯状细胞   C. 无混合腺

    D. 无软骨片   E. 管壁有肺泡开口

19. 新生儿呼吸窘迫综合征（透明膜病）主要是由于

    A. 肺泡隔缺少弹性纤维

    B. 毛细血管基膜太厚

    C. 气道阻塞

    D. Ⅰ型肺泡细胞发育不良，不能进行气体交换

    E. 以上都不是

20. 气管壁的三层结构是

    A. 黏膜层、黏膜肌层、浆膜层   B. 上皮层、肌层、外膜层

    C. 黏膜层、肌层、浆膜层   D. 黏膜层、肌层、外膜层

    E. 黏膜层、黏膜下层、外膜层

21. 肾小体滤液重吸收的主要场所是
    A. 近端小管　　　　　B. 远端小管　　　　　C. 细段
    D. 弓形集合小管　　　E. 直集合小管

22. 下列哪些结构不分布在皮质迷路内
    A. 入球微动脉和出球微动脉　　　B. 球旁复合体
    C. 远端小管直部　　　　　　　　D. 致密斑
    E. 弓形集合小管

23. 下列哪一项组成肾单位
    A. 肾小体和泌尿小管　　B. 肾小体和肾单位袢　　C. 肾小体和近曲小管
    D. 肾小体和集合小管　　E. 肾小体和肾小管

24. 关于肾小体的描述，错误的是
    A. 又称肾小球，由肾小囊和血管球组成
    B. 有血管极和尿极之分
    C. 血管极分别有入球微动脉和出球微静脉进出
    D. 尿极与近曲小管相连
    E. 肾小囊可分为脏层和壁层

25. 关于血管球的描述，错误的是
    A. 由网状毛细血管袢组成　　　B. 与肾小体尿极相连
    C. 毛细血管为有孔型　　　　　D. 血管系膜位于毛细血管之间
    E. 基膜较厚

26. 关于肾小囊的描述，错误的是
    A. 由远端小管起始部膨大凹陷而成　　B. 为杯状的双层囊，分为脏层和壁层
    C. 壁层为单层扁平上皮　　　　　　　D. 脏层形态特殊，称足细胞
    E. 肾小囊腔的滤液为原尿

27. 关于足细胞描述，正确的是
    A. 构成肾小囊的壁层　　　　　　　　B. 光镜下细胞形态特殊
    C. 从胞体发出几个较大的初级突起　　D. 初级突起相互交叉嵌合，贴于基膜外
    E. 裂孔间无隔膜

28. 组成滤过膜的是
    A. 连续型毛细血管内皮、基膜、足细胞的突起
    B. 有孔内皮、基膜和足细胞裂孔膜
    C. 有孔内皮、毛细血管袢和基膜
    D. 内皮、基膜和血管系膜
    E. 有孔内皮、基膜和足细胞的次级突起

29. 下列哪项不是近曲小管的特征
    A. 盘曲于肾小体附近　　　　　　　　B. 管壁上皮细胞胞体大，分界清楚

C. 腔面有刷状缘   D. 侧面有侧突

E. 基底有质膜内褶

30. 下列哪项不是远端小管的特征

A. 管壁为单层立方上皮，细胞分界清楚

B. 细胞质染色浅，细胞核圆，居中

C. 腔面有刷状缘

D. 质膜内褶发达

E. 基部质膜上有丰富的 $Na^+ - K^+ - ATP$ 酶

31. 演变为球旁细胞的是

A. 入球微动脉的内皮   B. 出球微动脉的内皮

C. 远曲小管近血管极侧的上皮   D. 球外系膜细胞

E. 入球微动脉血管极处的管壁平滑肌

32. 肾有滤过作用主要是由于

A. 肾单位多   B. 肾小管长   C. 肾小管弯曲

D. 集合小管长   E. 血供丰富

33. 光镜下肾 HE 染色切片，近端小管上皮细胞分界不清是因为

A. 细胞质嗜酸性强，染色深   B. 相邻细胞的侧突相互嵌合

C. 细胞排列紧密   D. 细胞膜较薄

E. 细胞形态不规则

34. 能分泌肾素的细胞是

A. 间质细胞   B. 球外系膜细胞   C. 血管内皮细胞

D. 球内系膜细胞   E. 以上都不是

35. 肾球后毛细血管是哪个血管的分支

A. 弓形动脉   B. 小叶间动脉   C. 被膜内的动脉

D. 入球微动脉   E. 出球微动脉

36. 正常情况下，能通过滤过膜的物质是

A. 免疫球蛋白   B. 少量红细胞和血浆

C. 血浆内带负电荷的血液有形成分   D. 除大分子蛋白以外的血浆成分

E. 分子量 10 万左右的物质

37. 血管球的血管是

A. 微动脉   B. 血窦   C. 连续毛细血管

D. 有孔毛细血管   E. 小动脉

38. 与近端小管上皮细胞重吸收无直接关系的结构是

A. 线粒体   B. 质膜内褶   C. 侧突

D. 小管和小泡   E. 微绒毛

39. 关于集合管系的描述，错误的是

A. 管径由细渐粗　　　　B. 上皮由单层到复层　　　　C. 上皮细胞质清亮

D. 细胞分界清楚　　　　E. 游离面有少量微绒毛

40. 不属于肾血流循环特点的是

A. 肾血流量大　　　　　　　　　　B. 入球微动脉管径大于出球微动脉

C. 两次形成毛细血管网　　　　　　D. 球后毛细血管网内压力高

E. 直小血管祥与髓祥伴行

（二）名词解释

1. 肺小叶

2. 血－气屏障

3. Ⅰ型肺泡细胞

4. 肺泡隔

5. 肾单位祥

6. 肾小体

（三）问答题

1. 描述呼吸道管壁的一般结构。

2. 描述肺导气部的变化特点。

3. 肺呼吸部的共同特点是什么，光镜下如何区分呼吸部各个组成结构？

4. 何为滤过膜？

5. 描述肾的血液循环特点。

6. 联系肾小体的结构特点，简述其与原尿形成的关系。

（杨　妮）

第四章　生殖系统

男性生殖系统
- 睾丸
  - 生精小管
    - 生精细胞：精原细胞、初级精母细胞、次级精母细胞、精子细胞、精子
    - 支持细胞
      - 对生殖细胞起支持和营养作用
      - 吞噬和消化变性的生精细胞
      - 合成和分泌雄激素结合蛋白
      - 分泌少量液体，利于精子运送
  - 睾丸间质：间质细胞分泌雄激素，促进精子发生和男性生殖器官发育，维持第二性征和性功能
  - 生殖管道
    - 附睾
      - 输出小管
      - 附睾管
    - 输精管

女性生殖系统
- 卵巢
  - 卵泡的发育与成熟：原始卵泡、初级卵泡、次级卵泡、成熟卵泡
  - 排卵：成熟卵泡破裂，次级卵母细胞自卵巢排出
  - 黄体：由颗粒黄体细胞和膜黄体细胞组成
  - 卵泡闭锁：卵泡不能发育成熟并退化
- 输卵管：黏膜、肌层、浆膜
- 子宫
  - 子宫壁的一般结构：内膜、肌层和外膜
  - 子宫内膜的周期性变化：即增生期、分泌期和月经期

练习题

（一）选择题

1. 下列哪项不是睾丸的结构
   A. 鞘膜脏层 　　　　B. 白膜 　　　　C. 生精小管
   D. 直精小管 　　　　E. 附睾管

2. 关于睾丸结构的描述，错误的是
   A. 白膜在睾丸后缘增厚形成睾丸纵隔
   B. 白膜向实质内伸入，将实质分为睾丸小叶
   C. 每个小叶内有 1～4 条弯曲细长的生精小管
   D. 生精小管在睾丸纵隔处成为直精小管

　　E. 直精小管在睾丸纵隔内吻合成睾丸网

3. 成人生精小管的管壁是

　　A. 假复层纤毛柱状上皮　　　B. 复层扁平上皮　　　　　C. 变移上皮

　　D. 特殊的复层生精上皮　　　E. 高柱状纤毛细胞与低柱状细胞相间排列

4. 睾丸的主要功能为

　　A. 产生精浆　　　　　　　　B. 分泌雌激素　　　　　　C. 产生精液

　　D. 分泌间质细胞刺激素　　　E. 产生精子和分泌雄激素

5. 最先形成的单倍体细胞是

　　A. 精原细胞　　　　　　　　B. 初级精母细胞　　　　　C. 次级精母细胞

　　D. 精子细胞　　　　　　　　E. 精子

6. 对精原细胞的描述正确的是

　　A. 紧贴基膜，圆形或椭圆形

　　B. 胚胎期已分裂分化为初级精母细胞

　　C. A 型精原细胞停留在第一次成熟分裂前期

　　D. B 型精原细胞是精子发生的干细胞

　　E. 染色体为 23，X 或 23，Y

7. 对初级精母细胞的描述，错误的是

　　A. 位于精原细胞近腔侧

　　B. 体积大，圆形，核型为 46，XY

　　C. 在第一次成熟分裂的分裂中期持续时间较长

　　D. 第一次成熟分裂后产生 2 个次级精母细胞

　　E. 第一次成熟分裂后 DNA 量为 2n

8. 关于精子结构的描述，错误的是

　　A. 形似蝌蚪，分头、尾两部

　　B. 头部有一浓缩的细胞核和顶体

　　C. 顶体内含多种水解酶

　　D. 尾部可分连接段、中段、主段和末段

　　E. 主段外包线粒体鞘

9. 关于精子发生的描述，错误的是

　　A. 精子发生的过程约需 64 天

　　B. 经历了精原细胞的增殖，精母细胞的成熟分裂和精子形成三个阶段

　　C. 精子的发生不是同步的

　　D. 精子细胞分裂后形成精子

　　E. 精子发生自青春期开始

10. 精子形成的过程错误的是

　　A. 溶酶体形成顶体，内含多种水解酶

B. 细胞核由圆形变为扁平梨形，染色质高度浓缩

C. 中心粒移至顶体对侧，形成轴丝

D. 线粒体集于中段，形成线粒体鞘

E. 外周致密纤维构成主段的纤维鞘

11. 合成和分泌雄激素的细胞是

    A. 精原细胞　　　　　B. 精母细胞　　　　　C. 睾丸间质细胞

    D. 睾丸支持细胞　　　E. 以上都不是

12. 关于睾丸支持细胞，描述错误的是

    A. 光镜下，细胞呈不规则长锥形，分界清楚

    B. 游离面、侧面嵌有各级生精细胞

    C. 细胞核不规则形，色浅，核仁明显

    D. 侧突胞膜形成紧密连接

    E. 基底室位于生精小管基膜和支持细胞紧密连接之间

13. 下列哪项不是支持细胞的功能

    A. 对生精细胞有营养和保护的功能

    B. 分泌少量的液体进入生精小管管腔，有利于精子的输送

    C. 合成雄激素，促进精子发生

    D. 分泌抑制素抑制垂体分泌卵泡刺激素

    E. 胚胎时期分泌抗中肾旁管激素，使中肾旁管退化

14. 血 – 睾屏障中最重要的结构是

    A. 毛细血管内皮　　　B. 内皮基膜　　　　　C. 结缔组织

    D. 巨噬细胞　　　　　E. 支持细胞间的紧密连接

15. 关于睾丸间质细胞的描述，错误的是

    A. 成群分布在生精小管之间，血管周围

    B. 具有分泌肽类激素细胞的特点

    C. 细胞质嗜酸性

    D. 是上皮样的内分泌细胞

    E. 能合成和分泌雄激素

16. 哪一种结构不属于生殖管道

    A. 直精小管　　　　　B. 输出小管　　　　　C. 附睾管

    D. 输精管　　　　　　E. 睾丸网

17. 对附睾管描述错误的是

    A. 腔大、腔面整齐

    B. 上皮为假复层柱状上皮，表面有静纤毛

    C. 上皮细胞具有吸收功能

    D. 基膜明显

E. 精子经过附睾，才能达到功能上的成熟

18. 精子真正获得功能上成熟的部位在

    A. 生精小管　　　　　　B. 附睾管　　　　　　　C. 直精小管

    D. 输出小管　　　　　　E. 睾丸网

19. 睾丸分泌雄激素受下列哪一激素的调节

    A. 卵泡刺激素　　　　　B. 黄体生成素　　　　　C. 雌激素

    D. 孕激素　　　　　　　E. 雄激素释放激素

20. 关于前列腺的描述错误的是

    A. 单管状腺　　　　　　　　　　B. 腺泡间有平滑肌

    C. 分泌物中含酸性磷酸酶　　　　D. 受雄激素影响

    E. 腺腔中有前列腺凝固体

21. 能产生女性激素的结构是

    A. 原始卵泡　　　　　　B. 门细胞　　　　　　　C. 黄体

    D. 基质细胞　　　　　　E. 子宫腺

22. 女性一生排出的卵细胞为

    A. 400 个　　　　　　　B. 100 万～200 万　　　C. 200 个

    D. 800 个　　　　　　　E. 1000 个

23. 能分泌雄激素的细胞是

    A. 颗粒细胞　　　　　　B. 膜细胞　　　　　　　C. 基质细胞

    D. 门细胞　　　　　　　E. 以上都不是

24. 关于卵泡的描述，错误的是

    A. 中央是卵母细胞，周围是卵泡细胞　　B. 出生后即开始发育

    C. 每月有多个卵泡发育　　　　　　　　D. 左右卵巢交替排卵

    E. 排卵前初级卵母细胞完成第一次成熟分裂

25. 原始卵泡中的卵母细胞是

    A. 原始卵细胞　　　　　B. 卵原细胞　　　　　　C. 初级卵母细胞

    D. 次级卵母细胞　　　　E. 以上都不是

26. 次级卵泡中的卵母细胞是

    A. 卵原细胞　　　　　　B. 单倍体细胞　　　　　C. 成熟卵细胞

    D. 次级卵母细胞　　　　E. 初级卵母细胞

27. 透明带是由

    A. 卵母细胞分泌

    B. 卵母细胞和卵泡细胞共同分泌

    C. 卵泡细胞分泌

    D. 卵泡细胞和卵泡膜细胞共同分泌

    E. 卵泡膜细胞分泌

28. 两次减数分裂，形成几个成熟的卵细胞
    A. 1 个　　　　　　　B. 2 个　　　　　　　C. 3 个
    D. 4 个　　　　　　　E. 以上都不是

29. 卵母细胞完成第一次成熟分裂的时间是
    A. 排卵时　　　　　　B. 排卵后　　　　　　C. 排卵前 48 小时
    D. 初级卵泡期　　　　E. 胚胎时期

30. 卵母细胞完成第二次成熟分裂的时间是
    A. 卵泡生长发育期　　B. 排卵前 48 小时　　C. 排卵后 48 小时
    D. 排卵时　　　　　　E. 以上都不对

31. 排卵时，排出的卵细胞是
    A. 原始卵胞　　　　　B. 初级卵母细胞　　　C. 成熟卵细胞
    D. 次级卵母细胞　　　E. 成熟卵泡

32. 关于卵泡膜细胞的描述，错误的是
    A. 位于卵泡膜内层　　　　　　　　B. 呈多边形或梭形
    C. 具有分泌类固醇激素细胞的特征　D. 与雌激素的形成无关
    E. 由卵泡周围结缔组织中的基质细胞分化而来

33. 关于黄体，描述错误的是
    A. 排卵后，由残留的卵泡壁塌陷形成　B. 颗粒黄体细胞体积小，染色深
    C. 颗粒黄体细胞分泌大量激素　　　　D. 妊娠黄体可分泌松弛素
    E. 黄体退化后被结缔组织替代

34. 下列哪一细胞可形成间质腺
    A. 卵泡细胞　　　　　　　　　　B. 闭锁卵泡的膜细胞
    C. 颗粒细胞　　　　　　　　　　D. 闭锁卵泡周围的结缔组织
    E. 卵泡膜的外层细胞

35. 关于闭锁卵泡描述错误的是
    A. 退化的卵泡称闭锁卵泡　　　　B. 卵母细胞不规则，核固缩
    C. 透明带增厚，皱缩，随后碎裂消失　D. 可发生在卵泡发育的各个阶段
    E. 各级卵泡闭锁后均可形成间质腺

36. 白体由什么形成
    A. 残留的卵泡壁修复而成　　　　B. 卵泡闭锁后，由结缔组织形成
    C. 间质腺退化后形成　　　　　　D. 黄体退化后形成
    E. 以上对

37. 卵泡闭锁发生在哪个阶段
    A. 原始卵泡　　　　　　B. 初级卵泡　　　　　　C. 次级卵泡早期
    D. 次级卵泡晚期　　　　E. 以上都对

38. 女性在下列哪一阶段排卵

A. 月经期　　　　　　B. 增生早期　　　　　　C. 增生晚期

D. 分泌期中期　　　　E. 分泌期晚期

39. 月经期后，内膜上皮哪种细胞增生修复

A. 残留的子宫腺上皮细胞　　　　B. 残留的内膜上皮细胞

C. 血管内皮细胞　　　　　　　　D. 内膜颗粒细胞

E. 前蜕膜细胞

40. 受孕时间在月经周期的哪几天

A. 第 4 ~ 7 天　　　　B. 第 12 ~ 16 天　　　　C. 第 17 ~ 21 天

D. 第 7 ~ 10 天　　　　E. 第 22 ~ 26 天

（二）名词解释

1. 血 – 睾屏障

2. 透明带

3. 排卵

4. 黄体

（三）问答题

1. 试述生精小管的结构及精子的发育过程。

2. 试述各期卵泡的发育过程及其形态变化。

3. 何为月经周期？其与卵巢内分泌的关系如何？

（马娟娟）

第五章　脉管系统与免疫系统

知识结构

1. 心脏 { 心内膜：内皮、内皮下层和心内膜下层，含心脏传导系纤维
心肌膜：厚，由心肌纤维构成
心外膜：心包膜脏层（浆膜）

2. 各类动脉的形态比较：

名称		大动脉	中动脉	小动脉	微动脉
管径		>10mm	1～10mm	0.3～1mm	<0.3mm
内膜	内皮	有	有	有	有
	内皮下层	较厚	较薄	极薄	无
	内弹性膜	不明显	明显	有	无
中膜	平滑肌弹性膜	40～70层弹性膜	10～40层平滑肌	3～10层平滑肌	1～2层平滑肌
外膜	外弹性膜	不明显	明显	无	无
功能		弹性动脉，维持稳定血压	调节分配器官血量	调节组织血流，维持血压	调节外周阻力

3. 毛细血管的分类及形态特征：

名称	分布	形态特征
连续毛细血管	分布于结缔组织、肌组织、肺和中枢神经系统等处	内皮连续，基膜完整
有孔毛细血管	分布于胃肠黏膜、某些内分泌腺和肾血管球等处	内皮有孔，基膜连续
血窦	分布于肝、脾、骨髓和某些内分泌腺等处	腔大不规则，内皮有孔，基膜不连续或无

4. 免疫系统 {
　免疫细胞 { 淋巴细胞：T细胞、B细胞和NK细胞
　　　　　　巨噬细胞
　　　　　　抗原提呈细胞
　淋巴组织：弥散淋巴组织和淋巴小结
　淋巴器官 { 中枢淋巴器官：胸腺和骨髓
　　　　　　外周淋巴器官：淋巴结、脾、扁桃体

5. 胸腺、淋巴结、脾脏的组织结构和功能：

名称	组织结构	功能
胸腺	被膜：薄层结缔组织。深入实质形成小叶间隔，将实质分隔成许多不完全分离的胸腺小叶 实质：分为皮质和髓质	胸腺是培育 T 细胞的场所，青春期后逐渐脂肪化
淋巴结	被膜：薄层致密结缔组织，深入实质形成小梁 实质：分为皮质和髓质	滤过淋巴和参与免疫应答的重要器官
脾脏	被膜：致密结缔组织，内含弹性纤维及平滑肌纤维。深入实质形成小梁，内有小梁动、静脉 实质：分为白髓、红髓和边缘区	滤血，免疫应答，造血，储血

练 习 题

（一）选择题

1. 心壁的结构特点是
   A. 心外膜表面是单层立方上皮　　　　B. 心房、心室肌相连为一体
   C. 心内膜、心外膜均为浆膜　　　　　D. 三层内均有浦肯野纤维
   E. 心肌纤维间的毛细血管丰富

2. 对心肌膜的错误论述是
   A. 主要由心肌纤维组成　　　　　　　B. 心肌纤维间有少量的结缔组织
   C. 心房、心室肌互不连通　　　　　　D. 心房、心室的心肌膜厚度相近
   E. 心肌纤维的血液循环丰富

3. 参与心壁中膜构成的主要结构是
   A. 平滑肌　　　　　　　B. 弹性纤维　　　　　　C. 心肌纤维
   D. 浦肯野纤维　　　　　E. 肌原纤维

4. 心外膜下含有
   A. 房室结　　　　　　　B. 房室束　　　　　　　C. 左、右束支
   D. 窦房结　　　　　　　E. 浦肯野纤维

5. 心的起搏点是
   A. 窦房结　　　　　　　B. 房室结　　　　　　　C. 房室束及左右束支
   D. 浦肯野纤维　　　　　E. 心肌纤维

6. 对浦肯野纤维（束细胞）描述正确的是
   A. 是特殊的神经细胞　　B. 位于小脑皮质　　　　C. 是特殊的心肌细胞
   D. 位于外膜下　　　　　E. 为弹性纤维

7. 管壁三层结构区分最清楚的血管是

A. 大动脉   B. 中动脉   C. 小动脉

D. 毛细血管   E. 静脉

8. 管壁有较厚平滑肌的血管是

 A. 大动脉   B. 中动脉   C. 小动脉

 D. 毛细血管   E. 静脉

9. 中动脉的内膜由哪几层组成

 A. 内皮、内弹性膜、内膜下层   B. 内皮、内皮下层

 C. 内皮、内弹性膜   D. 内皮、内皮下层、内弹性膜

 E. 内皮、基膜

10. 关于大动脉管壁的结构哪项叙述正确

 A. 中膜主要由平滑肌构成   B. 中膜主要由弹性膜组成

 C. 中膜与内膜分界明显   D. 中膜与外膜分界明显

 E. 外膜较厚

11. 管壁含有较厚弹性膜的血管是

 A. 大动脉   B. 中动脉   C. 小动脉

 D. 毛细血管   E. 静脉

12. 与动脉相比，静脉的特点哪一项是错误的

 A. 三层膜分界明显   B. 血容量比动脉大

 C. 管壁较薄、弹性小   D. 血液回流主要靠管道内的压力差

 E. 管壁结构差异大

13. 管壁结构最薄的是

 A. 大动脉   B. 中动脉   C. 小动脉

 D. 毛细血管   E. 静脉

14. 毛细血管的一般结构是

 A. 1~2 层扁平的内皮细胞附着在基膜上，其外包有囊细胞

 B. 1~2 层扁平的内皮细胞附着在基膜上，其外包有足细胞

 C. 1~2 层扁平的内皮细胞附着在基膜上，其外常包有周细胞

 D. 1~2 层扁平的内皮细胞附着在基膜上，其外包有卫星细胞

 E. 扁平的内皮细胞和周细胞相间存在于基膜上

15. 小动脉的结构

 A. 与小静脉相似，只是管壁较厚，管腔较小

 B. 与小静脉相似，只是管壁较薄，管腔较大

 C. 与中动脉相似，但各层均变薄

 D. 与中静脉相似，三层结构区别不明显

 E. 与大动脉相似，三层结构分层不明显

16. 毛细血管可分为

  A. 连续毛细血管、血窦

  B. 连续毛细血管、有孔毛细血管、血窦

  C. 有孔毛细血管、血窦

  D. 连续毛细血管、有孔毛细血管

  E. 以上都不对

17. 弹性动脉指的是

  A. 大动脉   B. 中动脉   C. 小动脉

  D. 微动脉   E. 毛细血管前括约肌

18. 血窦不存在于

  A. 肝   B. 胃肠黏膜   C. 骨髓

  D. 肾上腺   E. 脾

19. 循环管道的三层结构中，变化最大的是

  A. 内皮   B. 内皮和基膜   C. 内皮下层

  D. 中膜和外膜   E. 基膜

20. 构成心内膜的结构有

  A. 内皮、内皮下层和心内膜下层   B. 内皮和内弹力膜

  C. 内皮、内皮下层和内弹力膜   D. 内皮下层和内弹力膜

  E. 内皮和心肌传导纤维

21. 组成微循环的血管有

  A. 小动脉、微动脉、真毛细血管、微静脉、小静脉

  B. 微动脉、中间微动脉、真毛细血管、直捷通路、动静脉吻合、微静脉

  C. 微动脉、中间微动脉、直捷通路、微静脉

  D. 微动脉、真毛细血管、微静脉

  E. 小动脉、微动脉、中间微动脉、真毛细血管、直捷通路、动静脉吻合、微静脉、小静脉

22. 有孔毛细血管存在于

  A. 肾血管球   B. 肺   C. 脊髓

  D. 肌组织   E. 结缔组织

23. 血－胸腺屏障的血管周隙内常有

  A. 胸腺细胞   B. 成纤维细胞   C. 巨噬细胞

  D. 白细胞   E. 以上都不对

24. 引起心脏收缩的起搏细胞是

  A. 移行细胞   B. 神经节细胞   C. P 细胞

  D. 束细胞   E. 外膜细胞

25. 脾内 B 细胞主要分布在

  A. 脾小结   B. 动脉周围淋巴鞘   C. 脾窦

D. 边缘区　　　　　　　　E. 以上都不是

26. 静脉瓣

    A. 将血液从心房引向心室　　　　　　B. 具有双向开放的功能

    C. 具有阻止血液回心的作用　　　　　　D. 是静脉中必须存在的结构

    E. 是静脉内膜突向管腔而成的皱褶

27. 参加淋巴细胞再循环的主要细胞是

    A. 效应 T 细胞和 B 细胞　　　　　　B. 记忆 T 细胞和记忆 B 细胞

    C. 单核细胞和巨噬细胞　　　　　　D. B 细胞和浆细胞

    E. 以上都不是

28. 血液淋巴细胞进入淋巴结的主要通道是

    A. 淋巴窦　　　　　B. 毛细血管前微静脉　　　　C. 毛细血管

    D. 毛细血管后微静脉　　E. 以上都不是

29. 构成脾的细支架是

    A. 致密结缔组织　　　B. 巨噬细胞　　　　　C. 网状组织

    D. 交错突细胞　　　　E. 树突状细胞

30. 构成淋巴结的细支架是

    A. 致密结缔组织　　　B. 髓索　　　　　　C. 树突状细胞

    D. 巨噬细胞　　　　　E. 网状组织

31. 在脾内 T 淋巴细胞主要分布于

    A. 脾小结小结帽　　　B. 脾小结暗区　　　　C. 脾小结明区

    D. 动脉周围淋巴鞘　　E. 脾索

32. 血液中淋巴细胞进入淋巴组织的通道是

    A. 脾小结　　　　　　B. 生发中心　　　　　C. 动脉周围淋巴鞘

    D. 边缘区　　　　　　E. 以上都不是

33. 脾内清除衰老红细胞的是

    A. 细胞毒性 T 细胞　　B. B 淋巴细胞　　　　C. 浆细胞

    D. NK 细胞　　　　　E. 巨噬细胞

34. 淋巴结副皮质区的主要抗原提呈细胞是

    A. 单核细胞　　　　　B. 网状细胞　　　　　C. 郎汉斯巨细胞

    D. 交错突细胞　　　　E. 以上都不是

35. 淋巴器官内清除细菌的主要细胞是

    A. 细胞毒性 T 细胞　　B. B 淋巴细胞　　　　C. 巨噬细胞

    D. 树突状细胞　　　　E. 以上都不是

36. 脾血窦的内皮细胞是

    A. 单层扁平上皮细胞　　B. 长杆状内皮细胞　　　C. 高立方内皮细胞

    D. 连续内皮细胞　　　　E. 以上都不是

37. 处女型 B 淋巴细胞形成的部位是
    A. 胸腺　　　　　　　　B. 骨髓　　　　　　　　C. 胚胎肝
    D. 脾边缘区　　　　　　E. 淋巴结生发中心

38. 处女型 T 淋巴细胞形成的部位是
    A. 胚胎肝　　　　　　　B. 红骨髓　　　　　　　C. 胸腺
    D. 脾动脉周围淋巴鞘　　E. 淋巴结副皮质区

39. 淋巴结髓索除网状细胞外的主要成分是
    A. B 细胞、浆细胞和巨噬细胞　　　　B. T 细胞和交错突细胞
    C. 巨噬细胞和血细胞　　　　　　　　D. 上皮细胞和淋巴细胞
    E. 上皮细胞和巨噬细胞

40. 淋巴窦腔内的主要成分是
    A. 网状细胞、淋巴细胞和巨噬细胞　　B. 网状组织和淋巴细胞
    C. 上皮细胞、淋巴细胞和巨噬细胞　　D. 淋巴细胞和巨噬细胞
    E. 网状组织、上皮细胞和巨噬细胞

41. 脾实质的组成是
    A. 白髓、红髓　　　　　　　　　　　B. 动脉周围淋巴鞘、脾小结
    C. 动脉周围淋巴鞘、脾小结和边缘区　D. 脾索和脾窦
    E. 以上都不是

42. 白髓的组成成分是
    A. 动脉周围淋巴鞘、中央动脉　　　　B. 动脉周围淋巴鞘、脾小结、边缘区
    C. 脾小结、边缘区　　　　　　　　　D. 中央动脉、动脉周围淋巴鞘
    E. 以上都不是

43. 脾索的组成成分是
    A. 淋巴组织和巨噬细胞　　　　　　　B. 网状组织和巨噬细胞
    C. 结缔组织和肥大细胞　　　　　　　D. 淋巴组织和血细胞
    E. 结缔组织和血细胞

44. 关于 B 淋巴细胞的特征中哪项是错误的
    A. 在骨髓中发育
    B. 在骨髓中，经抗原刺激能发育成处女型淋巴细胞
    C. 在周围淋巴器官中能分化成浆细胞
    D. 效应细胞能产生免疫球蛋白
    E. 参与体液免疫

45. 不属于抗原提呈细胞的是
    A. 肥大细胞　　　　　　B. 巨噬细胞　　　　　　C. 树突状细胞
    D. 交错突细胞　　　　　E. 郎汉斯巨细胞

46. 弥散淋巴组织的成分中哪项是错误的

A. T淋巴细胞   B. 交错突细胞   C. 巨噬细胞

D. 肥大细胞   E. 网状细胞

47. 能促进胸腺细胞分化的细胞是

  A. 淋巴细胞   B. 网状细胞   C. 胸腺上皮细胞

  D. 巨噬细胞   E. 胸腺小体上皮细胞

48. 不参与血 – 胸腺屏障组成的结构是

  A. 胸腺上皮细胞   B. 上皮基膜   C. 巨噬细胞

  D. 毛细血管内皮细胞 E. 网状细胞

49. 在血 – 胸腺屏障中，血管周隙内的细胞是

  A. 成纤维细胞   B. 巨噬细胞   C. 浆细胞

  D. 肥大细胞   E. 脂肪细胞

50. 不属于淋巴结门部结构成分的是

  A. 疏松结缔组织   B. 小动脉   C. 小静脉

  D. 输入淋巴管   E. 输出淋巴管

51. 淋巴结的结构特征中，哪项是错误的

  A. 门部有输入淋巴管   B. 被膜形成小梁伸入实质

  C. 实质由皮质和髓质组成   D. 皮质淋巴窦和髓窦相通

  E. 淋巴窦内有网状细胞

52. 淋巴结髓索的结构中哪项是错误的

  A. 淋巴组织呈条索状 B. 有网状细胞   C. 有 B 细胞、浆细胞

  D. 有巨噬细胞   E. 有毛细血管后微静脉

53. 脾被膜结构中，哪项是错误的

  A. 表面有间皮   B. 被膜中有输入淋巴管 C. 有平滑肌，可收缩

  D. 含有弹性纤维   E. 有致密结缔组织

54. 脾动脉周围淋巴鞘中，哪项是错误的

  A. 中央部位是中央动脉   B. 周围是弥散淋巴组织

  C. 有大量 T、B 淋巴细胞   D. 相当于淋巴结副皮质区

  E. 无毛细血管后微静脉

55. 关于脾小结的结构中，哪项是错误的

  A. 位于动脉周围淋巴鞘的一侧 B. 有生发中心

  C. 主要由 B 细胞构成   D. 小结内有网状组织构成支架

  E. 小结帽中为大而幼稚的 B 细胞

56. 关于脾索的特征中哪项是错误的

  A. 由网状组织作细支架   B. 内含较多的 B 细胞、浆细胞

  C. 巨噬细胞较多   D. 无红细胞

  E. 有滤血功能

57. 脾血窦的特征中哪项是错误的
   A. 窦腔大而不规则　　　B. 内皮为单层扁平上皮　　　C. 内皮间隙大
   D. 基膜不完整　　　　　E. 窦壁外侧有许多巨噬细胞

58. 脾滤血的主要部位是
   A. 动脉周围淋巴鞘、脾小结　　　　B. 脾血窦杆状内皮细胞
   C. 脾小体和脾索　　　　　　　　　D. 脾索和边缘区
   E. 以上都不是

59. 脾的胸腺依赖区是
   A. 动脉周围淋巴鞘　　　B. 脾小结　　　　　　C. 边缘区
   D. 脾索　　　　　　　　E. 毛细血管后微静脉

60. 含有内皮毛细血管后微静脉的器官是
   A. 胸腺和脾　　　　　　B. 胸腺和淋巴结　　　C. 脾和淋巴结
   D. 胸腺和骨髓　　　　　E. 淋巴结和骨髓

61. 下列哪种细胞不属于广义免疫细胞
   A. 中性粒细胞　　　　　B. 浆细胞　　　　　　C. 肥大细胞
   D. 树突状细胞　　　　　E. 网状细胞

62. 人体对某些传染病有长期免疫功能是因为
   A. 淋巴干细胞　　　　　B. 处女型淋巴细胞　　C. 效应淋巴细胞
   D. 记忆淋巴细胞　　　　E. 以上都不是

63. 不属于单核吞噬细胞系统的是
   A. 巨噬细胞　　　　　　B. 肺尘细胞　　　　　C. 小胶质细胞
   D. 破骨细胞　　　　　　E. 网状细胞

64. 淋巴小结的特征中哪项是错误的
   A. 生发中心与炎症反应有关　　　　B. 大小与数量可变化
   C. 主要由 B 细胞构成　　　　　　　D. 有较多的巨噬细胞
   E. 无树突状细胞

65. 淋巴结内 B 细胞主要分布在
   A. 浅层皮质　　　　　　B. 副皮质区　　　　　C. 皮窦
   D. 髓窦　　　　　　　　E. 皮质、髓质交界处

（二）名词解释

1. 血窦

2. 心瓣膜

3. 静脉瓣

4. 单核巨噬细胞系统

5. 血 – 胸腺屏障

（三）问答题

1. 动脉壁的一般结构如何？根据什么特点识别大、中、小动脉？

2. 试述毛细血管的分类及特点。

3. 心脏壁的组织结构是怎样的？

4. 简述淋巴细胞的分类和功能。

5. 简述淋巴组织的分类和特点。

6. 试述淋巴结、脾的结构和功能。

（马娟娟）

第六章　皮肤与内分泌系统

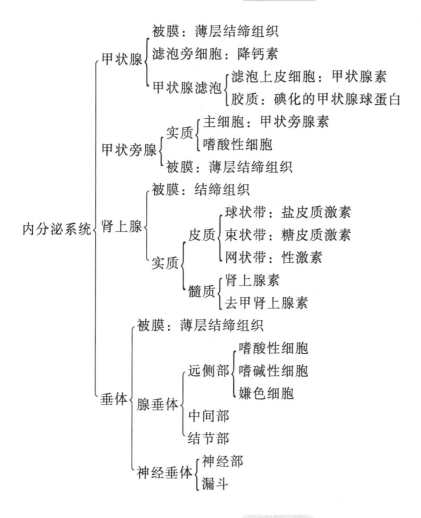

内分泌系统

甲状腺
- 被膜：薄层结缔组织
- 滤泡旁细胞：降钙素
- 甲状腺滤泡
  - 滤泡上皮细胞：甲状腺素
  - 胶质：碘化的甲状腺球蛋白

甲状旁腺
- 实质
  - 主细胞：甲状旁腺素
  - 嗜酸性细胞
- 被膜：薄层结缔组织

肾上腺
- 被膜：结缔组织
- 实质
  - 皮质
    - 球状带：盐皮质激素
    - 束状带：糖皮质激素
    - 网状带：性激素
  - 髓质
    - 肾上腺素
    - 去甲肾上腺素

垂体
- 被膜：薄层结缔组织
- 腺垂体
  - 远侧部
    - 嗜酸性细胞
    - 嗜碱性细胞
    - 嫌色细胞
  - 中间部
  - 结节部
- 神经垂体
  - 神经部
  - 漏斗

练习题

选择题

1. 关于甲状腺的结构特征哪项是错误的
   - A. 由滤泡上皮细胞组成滤泡状结构
   - B. 上皮的高低与功能状态无关
   - C. 滤泡腔内含胶状物
   - D. 细胞内高尔基复合体发达
   - E. 细胞内粗面内质网丰富

2. 甲状腺滤泡内贮存的胶状物是

A. 四碘甲状腺原氨酸　　　B. 三碘甲状腺原氨酸　　　C. 二碘甲状腺原氨酸

D. 碘化的甲状腺球蛋白　　E. 甲状腺球蛋白前体

3. 男性体内分泌雌性激素的细胞是

A. 肾上腺皮质网状带细胞　　　　　　B. 肾间质细胞

C. 睾丸间质细胞　　　　　　　　　　D. 垂体细胞

E. 肾上腺皮质球状带细胞

4. 分泌糖皮质激素的细胞是

A. 球状带细胞　　　　　　　　　　　B. 束状带细胞

C. 网状带细胞　　　　　　　　　　　D. 球状带细胞和束状带细胞

E. 束状带细胞和网状带细胞

5. HE 染色呈嗜碱性的结构是

A. 黑素体　　　　　B. 透明角质颗粒　　　　C. 膜被颗粒

D. 伯贝克颗粒　　　E. 角蛋白丝

6. 甲状旁腺的腺细胞包括

A. 主细胞　　　　　B. 主细胞、嗜酸性细胞　　C. 主细胞、嗜碱性细胞

D. 嗜酸性细胞　　　E. 以上都不对

7. 垂体细胞是

A. 内分泌细胞　　　B. 神经元　　　　　　　　C. 神经内分泌细胞

D. 神经胶质细胞　　E. 上皮细胞

8. 在内分泌腺中，腺上皮排列成滤泡状的是

A. 肾上腺皮质与肾上腺髓质　　　　　B. 肾上腺髓质与神经垂体

C. 神经垂体与甲状腺　　　　　　　　D. 甲状腺与腺垂体中间部

E. 胰岛与脑垂体中间部

9. 肾上腺盐皮质激素作用于肾脏的

A. 近端小管曲部　　B. 近端小管直部　　　　　C. 细段

D. 远端小管曲部　　E. 远端小管直部

10. 产生催产素和抗利尿激素的细胞分别是

A. 腺垂体内嗜酸性细胞和嗜碱性细胞

B. 腺垂体内嗜碱性细胞和嫌色细胞

C. 神经部的垂体细胞和中间部嗜碱性细胞

D. 下丘脑室旁核和视上核的分泌神经元

E. 下丘脑室上核和视旁核的分泌神经元

11. 关于神经垂体与丘脑下部的关系，下述哪项是错误的

A. 神经垂体的神经纤维来自丘脑下部

B. 两者在结构和功能上是统一整体

C. 神经垂体是储存和释放下丘脑激素的部位

  D. 下丘脑视上核和室旁核产生的激素通过轴突运输至神经部

  E. 下丘脑产生和释放抑制激素调控神经部细胞的分泌

12. 肾上腺皮质束状带细胞在 HE 染色切片中细胞质着色浅淡或呈泡沫是由于

  A. 滑面内质网发达   B. 含脂滴较多   C. 含线粒体较多

  D. 含空泡较多   E. 含溶酶体较多

13. 甲状腺激素

  A. 为含氮激素，以 T_3 为主   B. 为含氮激素，以 T_4 为主

  C. 为类固醇激素，以 T_3 为   D. 为类固醇激素，以 T_4 为主

  E. 以上均不对

14. 甲状腺滤泡旁细胞分泌的激素

  A. 作用于破骨细胞，使血钙升高   B. 作用于破骨细胞，使血钙下降

  C. 作用于成骨细胞，使血钙升高   D. 作用于成骨细胞，使血钙下降

  E. 作用于骨细胞，使血钙下降

15. 呆小症是由于

  A. 儿童期生长激素分泌不足   B. 幼儿期甲状腺激素分泌不足

  C. 成人期生长激素分泌不足   D. 成人期甲状腺激素分泌不足

  E. 以上都不对

16. 侏儒症是由于

  A. 儿童期生长激素分泌不足   B. 儿童期甲状腺激素分泌不足

  C. 成人期生长激素分泌不足   D. 成人期甲状腺激素分泌不足

  E. 以上都不对

17. 肾上腺皮质的三个带由浅至深依次为

  A. 球状带，网状带，束状带   B. 束状带，球状带，网状带

  C. 球状带，束状带，网状带   D. 网状带，球状带，束状带

  E. 束状带，网状带，球状带

18. 肾上腺皮质球状带

  A. 较厚，分泌盐皮质激素   B. 较薄，分泌糖皮质激素

  C. 较厚，分泌糖皮质激素   D. 较薄，分泌盐皮质激素

  E. 较薄，分泌性激素

19. 腺垂体嗜酸性细胞分泌

  A. 催乳素，催产素   B. 催产素，生长激素

  C. 生长激素，促甲状腺激素   D. 生长激素，促性腺激素

  E. 以上都不对

20. 腺垂体嗜碱性细胞和嗜酸性细胞

  A. 体积均比嫌色细胞大   B. 数量均比嫌色细胞少

  C. 着色均比嫌色细胞深   D. 含分泌颗粒均比嫌色细胞多

E. 以上都对

21. 腺垂体分为

    A. 前叶和后叶
    B. 前叶、中间部、漏斗部

    C. 远侧部、结节部、漏斗部
    D. 远侧部、结节部、中间部

    E. 远侧部和中间部

22. 下列哪项不是内分泌腺的特点

    A. 腺细胞排列呈索状、团状或泡状
    B. 有丰富的毛细血管和毛细淋巴管

    C. 分泌激素
    D. 腺细胞的分泌物经导管排出

    E. 可单独存在，也可分散在其他器官内

23. 下列哪项不属于内分泌腺

    A. 甲状腺
    B. 甲状旁腺
    C. 肾上腺

    D. 脑垂体
    E. 胸腺

24. 甲状腺滤泡上皮细胞分泌的激素进入血液内的是

    A. T_3 和 T_4
    B. 甲状腺球蛋白
    C. 碘化的甲状腺球蛋白

    D. 酪氨酸
    E. 降钙素

25. 甲状腺滤泡中胶质的主要成分是

    A. 甲状腺球蛋白前体
    B. 甲状腺素
    C. 碘化甲状腺球蛋白

    D. 甲状腺球蛋白
    E. T_3 和 T_4

26. 关于甲状腺素的形成哪项是错误的

    A. 滤泡上皮细胞自血中摄取氨基酸

    B. 在粗面内质网合成甲状腺球蛋白前体

    C. 在滤泡上皮细胞内，甲状腺球蛋白前体与摄入的碘离子结合

    D. 碘化甲状腺球蛋白由溶酶体将其分解形成甲状腺素

    E. 甲状腺素由滤泡上皮细胞基部进入毛细血管

27. 关于表皮颗粒层细胞的结构特征哪项错误

    A. 由 3~5 层梭形细胞组成

    B. 细胞质内含有许多嗜碱性透明角质颗粒

    C. 细胞核、细胞器已经全部消失

    D. 细胞质内有许多板层颗粒

    E. 透明角质颗粒无膜包被

28. 关于表皮棘细胞层的结构特征哪项错误

    A. 细胞大，呈多边形
    B. 表面有许多棘状突起

    C. 含有大小不一的透明角质颗粒
    D. 细胞质内含有卵圆形的板层颗粒

    E. 相邻细胞的突起以桥粒相连接

29. 厚表皮从基底向表层依次为

    A. 棘层、透明层、颗粒层和角质层

  B. 基底层、棘层、颗粒层、透明层和角质层

  C. 基底层、棘层、透明层和角质层

  D. 基底层、棘层、透明层、颗粒层和角质层

  E. 基底层、颗粒层、棘层、透明层和角质层

30. 关于表皮基底层细胞的特征哪项错误

  A. 基底层细胞为一层紧贴基膜的矮柱状细胞

  B. 细胞质内有张力丝束和板层颗粒

  C. 细胞质内有游离核糖体

  D. 细胞分裂能力很强

  E. 与基膜有半桥粒相连

31. 关于皮肤的结构特征哪项错误

  A. 由表皮和真皮组成

  B. 真皮的乳头层含有丰富的毛细血管与游离神经末梢

  C. 含有由真皮衍生的皮脂腺和汗腺

  D. 真皮浅层为乳头层，深层为网织层

  E. 网织层由粗大胶原纤维束和弹性纤维组成

32. 组成表皮的两类细胞是

  A. 角蛋白形成细胞和黑素细胞

  B. 角蛋白形成细胞和梅克尔细胞

  C. 朗汉斯细胞和角蛋白形成细胞

  D. 角蛋白形成细胞和非角蛋白形成细胞

  E. 黑素细胞和角蛋白形成细胞

33. 触觉小体位于

  A. 表皮　 B. 真皮乳头层　 C. 真皮网织层

  D. 皮下组织　 E. 以上都不是

34. 毛发的生长点是

  A. 毛乳头　 B. 毛球　 C. 毛根

  D. 毛囊　 E. 表皮基底层

35. 有关毛乳头，下列哪项错误

  A. 毛球底面向内凹陷形成　 B. 是结缔组织

  C. 富有血管和神经　 D. 含黑素细胞

  E. 对毛的生长起诱导作用

36. 细胞质内充满角蛋白的细胞是

  A. 角质细胞　 B. 基底细胞　 C. 朗汉斯细胞

  D. 黑素细胞　 E. 棘细胞

37. 细胞质内无细胞核和细胞器的细胞是

    A. 角质细胞　　　　　　B. 基底细胞　　　　　　C. 朗汉斯细胞

    D. 黑素细胞　　　　　　E. 棘细胞

38. 细胞质内含有黑素体的细胞是

    A. 角质细胞　　　　　　B. 基底细胞　　　　　　C. 朗汉斯细胞

    D. 黑素细胞　　　　　　E. 棘细胞

39. 朗汉斯细胞内所特有的结构是

    A. 黑素体　　　　　　　B. 透明角质颗粒　　　　C. 膜被颗粒

    D. 伯贝克颗粒　　　　　E. 角蛋白丝

40. 对皮肤颜色有决定作用的是

    A. 黑素体　　　　　　　B. 透明角质颗粒　　　　C. 膜被颗粒

    D. 伯贝克颗粒　　　　　E. 角蛋白丝

（张晓东）

参考答案

第一部分　系统解剖学

第一章　运动系统

1. C　2. D　3. D　4. E　5. C　6. A　7. B　8. A　9. C　10. B　11. D　12. B　13. E
14. E　15. C　16. B　17. C　18. A　19. A　20. C　21. B　22. E　23. D　24. D
25. E　26. A　27. C　28. B　29. B　30. C　31. B　32. B　33. C　34. D　35. C　36. B
37. A　38. D　39. B　40. A

第二章　消化系统

1. E　2. E　3. D　4. D　5. B　6. B　7. B　8. E　9. E　10. B　11. B　12. A　13. C
14. B　15. E　16. D　17. C　18. D　19. B　20. A

第三章　呼吸系统

1. A　2. C　3. D　4. B　5. D　6. B　7. E　8. E　9. E　10. C　11. E　12. C　13. C
14. B　15. B　16. B　17. E　18. D　19. A　20. A　21. D　22. A　23. C　24. B
25. B　26. E　27. B　28. B　29. E　30. C　31. A　32. A　33. C　34. A　35. B
36. C　37. C　38. A

第四章　泌尿系统

1. B　2. C　3. C　4. A　5. E　6. E　7. E　8. E　9. D　10. E　11. E

第五章　生殖系统

1. A　2. C　3. D　4. A　5. D　6. D　7. A　8. D　9. B　10. E　11. E　12. A　13. E
14. A　15. A　16. E　17. C　18. B　19. E　20. C　21. E　22. B　23. C　24. A
25. B　26. E　27. C　28. A　29. D　30. C　31. B　32. A　33. E　34. E　35. B　36. B
37. C　38. D　39. B

第六章　脉管系统

1. B　2. B　3. D　4. C　5. C　6. E　7. C　8. B　9. D　10. E　11. E　12. E　13. A
14. C　15. C　16. E　17. C　18. B　19. B　20. E　21. C　22. A　23. A　24. B　25. E

26. C　27. A　28. A　29. A　30. D

第七章　感觉器

1. A　2. B　3. C　4. C　5. D　6. C　7. D　8. A　9. E　10. A　11. A　12. E　13. E
14. B　15. E　16. A　17. C　18. B　19. E　20. D　21. A　22. E　23. C　24. E
25. E　26. E　27. D　28. D　29. E　30. D　31. B　32. E　33. E　34. E　35. B
36. D　37. C　38. D　39. C　40. D　41. A

第八章　神经系统

1. C　2. C　3. A　4. A　5. B　6. C　7. A　8. D　9. D　10. C　11. D　12. D　13. D
14. D　15. B　16. B　17. C　18. B　19. D　20. A　21. D　22. D　23. A　24. B
25. D　26. B　27. C　28. D　29. C　30. C　31. B　32. D　33. D　34. D　35. B
36. C　37. C　38. B　39. C　40. B

第九章　内分泌系统

1. C　2. C　3. A　4. E　5. D　6. B　7. B　8. E　9. C　10. A　11. E　12. B　13. E
14. B　15. B　16. B　17. C　18. E　19. D　20. D　21. C　22. D　23. A　24. C　25. B

第二部分　组织学与胚胎学

第一章　基本组织

1. C　2. D　3. A　4. D　5. C　6. C　7. D　8. D　9. A　10. C　11. D　12. D　13. C
14. C　15. B　16. A　17. C　18. D　19. C　20. D　21. D　22. D　23. C　24. D
25. D　26. C　27. A　28. C　29. D　30. B　31. C　32. C　33. D　34. B　35. D
36. B　37. A　38. D　39. C　40. B　41. B　42. C　43. D　44. C　45. D　46. B
47. A　48. D　49. A　50. B　51. D　52. B　53. C　54. C　55. B　56. C　57. D
58. C　59. C　60. C　61. D　62. D

第二章　消化系统

1. D　2. B　3. A　4. E　5. B　6. D　7. D　8. A　9. E　10. B　11. D　12. C　13. B
14. C　15. E　16. B　17. E　18. C　19. A　20. B　21. D　22. B　23. B　24. C
25. A　26. E　27. E　28. A　29. E　30. B　31. E　32. D　33. A　34. C　35. B
36. B　37. E　38. A　39. B　40. A

第三章　呼吸系统与泌尿系统

1. C　2. B　3. E　4. C　5. E　6. E　7. D　8. C　9. E　10. D　11. E　12. E　13. E

14. A　15. D　16. C　17. D　18. E　19. E　20. E　21. A　22. C　23. E　24. C
25. B　26. A　27. C　28. B　29. B　30. C　31. E　32. A　33. B　34. E　35. E
36. D　37. D　38. A　39. B　40. D

第四章　生殖系统

1. E　2. B　3. D　4. E　5. C　6. A　7. C　8. E　9. D　10. A　11. C　12. A　13. C
14. E　15. B　16. A　17. C　18. B　19. B　20. A　21. C　22. A　23. D　24. B
25. C　26. E　27. B　28. A　29. C　30. E　31. D　32. D　33. B　34. B　35. E
36. D　37. E　38. C　39. A　40. B

第五章　脉管系统与免疫系统

1. E　2. D　3. C　4. D　5. A　6. C　7. B　8. B　9. D　10. B　11. A　12. A　13. D
14. C　15. C　16. B　17. A　18. B　19. D　20. A　21. B　22. A　23. C　24. C
25. A　26. E　27. B　28. D　29. C　30. E　31. D　32. D　33. E　34. D　35. C
36. B　37. B　38. C　39. A　40. A　41. A　42. B　43. D　44. B　45. A　46. D
47. C　48. E　49. B　50. D　51. A　52. E　53. B　54. C　55. E　56. D　57. B
58. D　59. A　60. B　61. E　62. D　63. E　64. E　65. A

第六章　皮肤与内分泌系统

1. B　2. D　3. A　4. B　5. B　6. B　7. D　8. D　9. D　10. D　11. E　12. B　13. B
14. D　15. B　16. A　17. C　18. D　19. E　20. E　21. D　22. D　23. E　24. A
25. C　26. C　27. C　28. C　29. B　30. B　31. C　32. D　33. B　34. B　35. D
36. A　37. A　38. D　39. D　40. A

参考文献

[1] 张晓东. 人体解剖学与组织胚胎学实验与学习指导 [M]. 2 版. 西安：第四军医大学出版社，2013.

[2] 高洪泉. 正常人体结构 [M]. 3 版. 北京：人民卫生出版社，2014.

[3] 窦肇华，吴建清. 人体解剖学与组织胚胎学 [M]. 7 版. 北京：人民卫生出版社，2014.

[4] 刘春波，刘秀敏. 人体解剖学及组织学胚胎学 [M]. 北京：中国中医药出版社，2015.

[5] 高洪泉，薛良华. 正常人体结构实验与学习指导 [M]. 北京：人民卫生出版社，2014.

[6] 窦肇华，吴建清. 人体解剖学与组织胚胎学实验及学习指导 [M]. 北京：人民卫生出版社，2014.

[7] 徐静，谯时文. 人体解剖学与组织胚胎学实验与学习指导 [M]. 2 版. 西安：第四军医大学出版社，2011.

[8] 柏树令，应大君. 系统解剖学 [M]. 8 版. 北京：人民卫生出版社，2013.

[9] 邹仲之，李继承. 组织学与胚胎学 [M]. 8 版. 北京：人民卫生出版社，2013.

附录 实验报告

人体解剖学实验报告

实验名称_____实验日期_____第_____次实验
实验地点_____指导教师_____

【实验目的】

【实验材料】

【实验内容】

胸椎

枢椎后面观

腰椎右侧面观

腰椎上面观

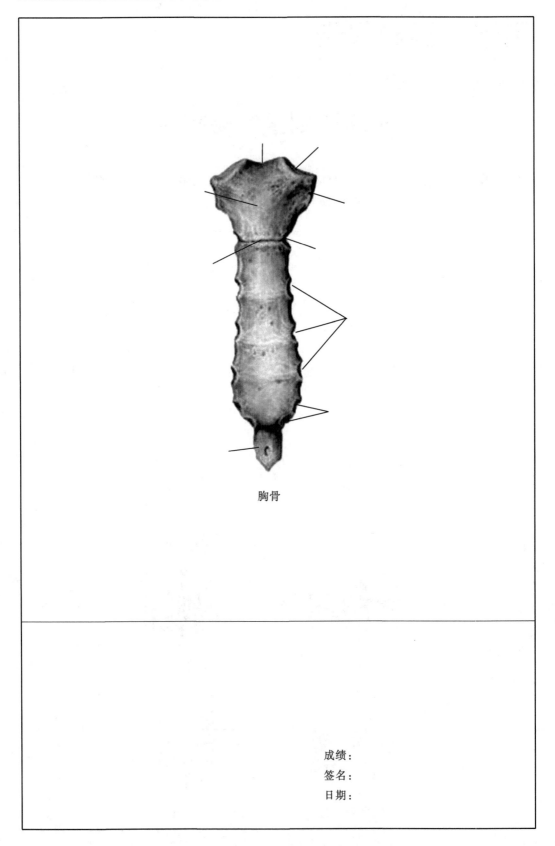

胸骨

成绩：

签名：

日期：

人体解剖学实验报告

实验名称_____实验日期_____第_____次实验

实验地点_____指导教师_____

【实验目的】

【实验材料】

【实验内容】

肱骨前面观　　　　　　桡骨和尺骨

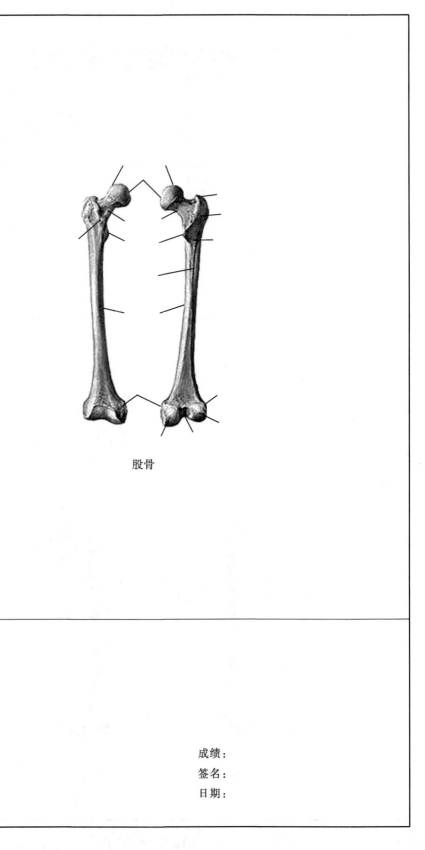

股骨

成绩：

签名：

日期：

人体解剖学实验报告

实验名称＿＿＿＿＿＿＿＿＿实验日期＿＿＿＿＿＿＿＿＿第＿＿＿＿次实验

实验地点＿＿＿＿＿＿＿＿＿指导教师＿＿＿＿＿＿＿＿＿

【实验目的】

【实验材料】

【实验内容】

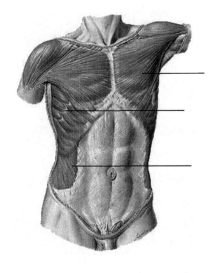

人体解剖学实验报告

实验名称_____实验日期_____第_____次实验

实验地点_____指导教师_____

【实验目的】

【实验材料】

【实验内容】

头颈部正中矢状面

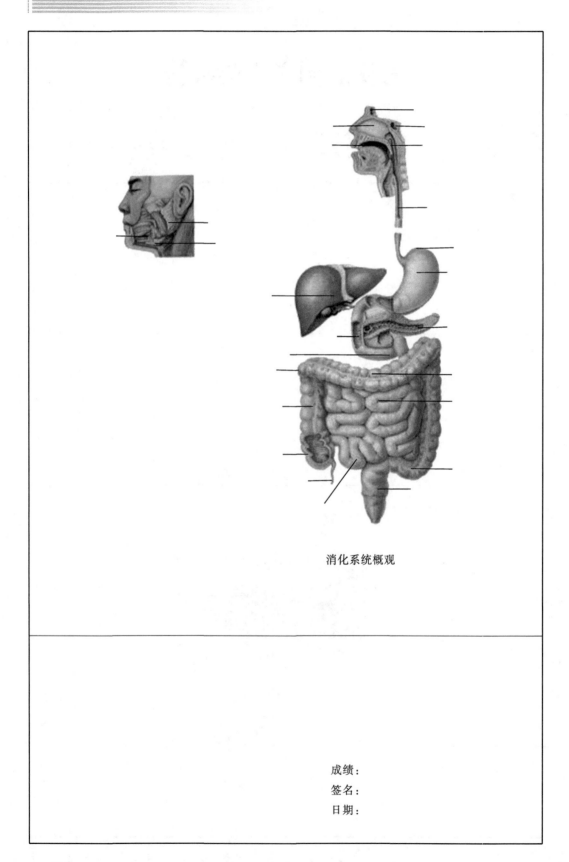

消化系统概观

成绩：

签名：

日期：

人体解剖学实验报告

实验名称＿＿＿＿＿＿＿＿＿实验日期＿＿＿＿＿＿＿＿＿第＿＿＿＿次实验

实验地点＿＿＿＿＿＿＿＿＿指导教师＿＿＿＿＿＿＿＿＿

【实验目的】

【实验材料】

【实验内容】

气管、支气管、肺

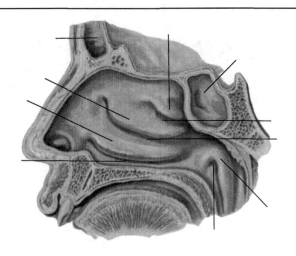

鼻腔外侧壁

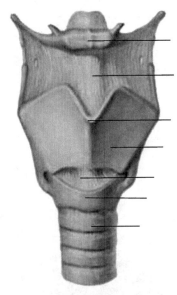

喉软骨及连结

成绩:

签名:

日期:

人体解剖学实验报告

实验名称_____实验日期_____第_____次实验
实验地点_____指导教师_____

【实验目的】

【实验材料】

【实验内容】

肾冠状切面

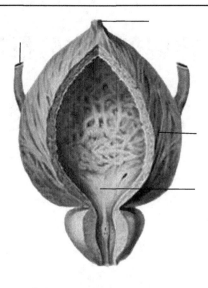

膀胱（冠状切面）

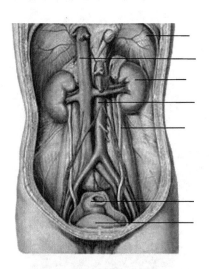

肾、输尿管和膀胱（前面观）

成绩：

签名：

日期：

人体解剖学实验报告

实验名称_____实验日期_____第_____次实验

实验地点_____指导教师_____

【实验目的】

【实验材料】

【实验内容】

男性盆腔正中失状切面

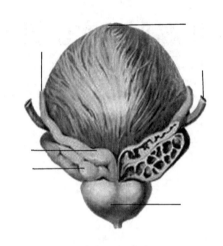

精囊与前列腺

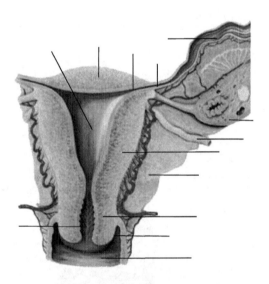

子宫（冠状切面）

成绩：

签名：

日期：

人体解剖学实验报告

实验名称＿＿＿＿＿＿＿＿＿＿实验日期＿＿＿＿＿＿＿＿＿＿第＿＿＿＿次实验

实验地点＿＿＿＿＿＿＿＿＿＿指导教师＿＿＿＿＿＿＿＿＿

【实验目的】

【实验材料】

【实验内容】

心的外形与血管（前面）

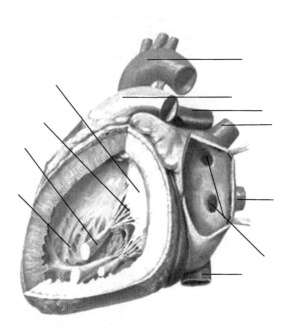

左心房与左心室内腔

成绩：

签名：

日期：

人体解剖学实验报告

实验名称＿＿＿＿＿＿＿＿＿实验日期＿＿＿＿＿＿＿＿＿＿第＿＿＿＿次实验

实验地点＿＿＿＿＿＿＿＿＿指导教师＿＿＿＿＿＿＿＿＿

【实验目的】

【实验材料】

【实验内容】

耳全貌模式图

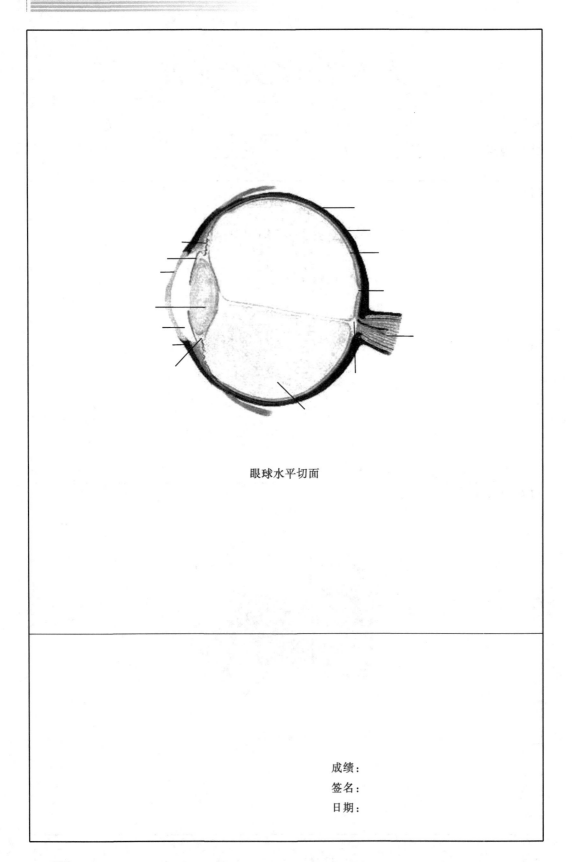

眼球水平切面

成绩：

签名：

日期：

人体解剖学实验报告

实验名称＿＿＿＿＿＿＿＿＿＿实验日期＿＿＿＿＿＿＿＿＿＿第＿＿＿次实验
实验地点＿＿＿＿＿＿＿＿＿＿指导教师＿＿＿＿＿＿＿＿＿＿

【实验目的】

【实验材料】

【实验内容】

脊髓和脊神经

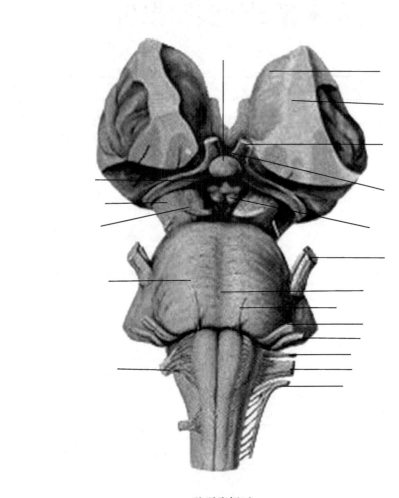

脑干腹侧面

成绩：

签名：

日期：

人体解剖学实验报告

实验名称_____实验日期_____第_____次实验

实验地点_____指导教师_____

【实验目的】

【实验材料】

【实验内容】

小脑下面观

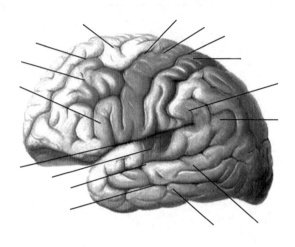

大脑半球外侧面

成绩：

签名：

日期：

组织学实验报告

实验名称＿＿＿＿＿＿＿＿＿＿实验日期＿＿＿＿＿＿＿＿＿＿第＿＿＿＿次实验
实验地点＿＿＿＿＿＿＿＿＿＿指导教师＿＿＿＿＿＿＿＿＿＿

【实验目的】

【实验材料】

【实验内容】

＿＿＿＿＿＿＿＿＿＿上皮

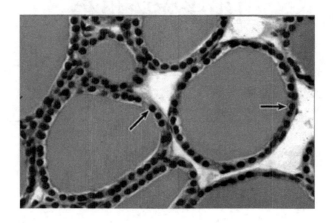

_____上皮

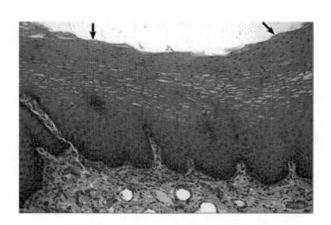

_____上皮

成绩：

签名：

日期：

组织学实验报告

实验名称＿＿＿＿＿＿＿＿实验日期＿＿＿＿＿＿＿＿第＿＿＿次实验
实验地点＿＿＿＿＿＿＿＿指导教师＿＿＿＿＿＿＿＿

【实验目的】

【实验材料】

【实验内容】

疏松结缔组织

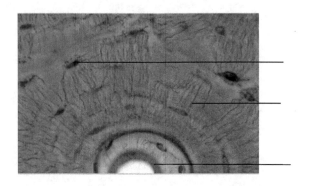

骨单位

成绩：

签名：

日期：

组织学实验报告

实验名称_____实验日期_____第_____次实验
实验地点_____指导教师_____

【实验目的】

【实验材料】

【实验内容】

骨骼肌

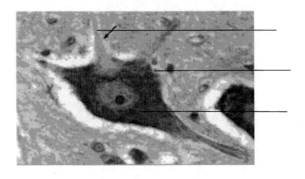

多级神经元

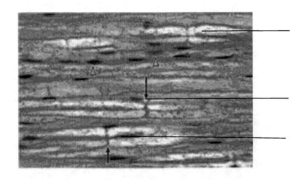

有髓神经纤维

成绩：

签名：

日期：

组织学实验报告

实验名称＿＿＿＿＿＿＿＿＿＿实验日期＿＿＿＿＿＿＿＿＿第＿＿＿＿次实验

实验地点＿＿＿＿＿＿＿＿＿＿指导教师＿＿＿＿＿＿＿＿＿

【实验目的】

【实验材料】

【实验内容】

胸腺（低倍镜）

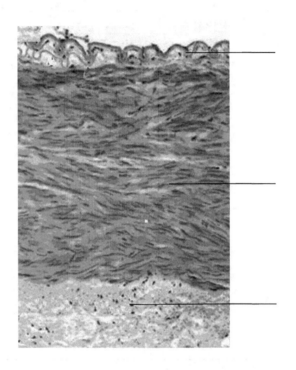

中动脉

成绩：

签名：

日期：

组织学实验报告

实验名称＿＿＿＿＿＿＿＿＿实验日期＿＿＿＿＿＿＿＿＿第＿＿＿次实验

实验地点＿＿＿＿＿＿＿＿＿指导教师＿＿＿＿＿＿＿＿＿

【实验目的】

【实验材料】

【实验内容】

甲状腺

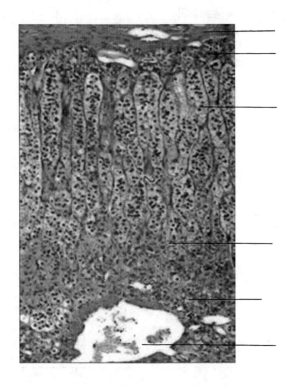

肾上腺

成绩：

签名：

日期：

组织学实验报告

实验名称＿＿＿＿＿＿＿＿实验日期＿＿＿＿＿＿＿＿＿第＿＿＿次实验
实验地点＿＿＿＿＿＿＿＿指导教师＿＿＿＿＿＿＿＿

【实验目的】

【实验材料】

【实验内容】

胰腺（低倍镜）

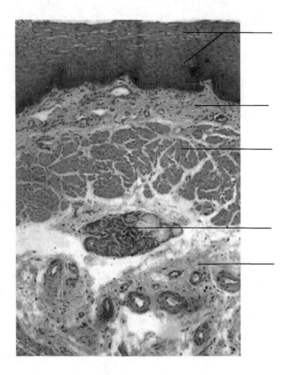

食管

成绩：

签名：

日期：

组织学实验报告

实验名称＿＿＿＿＿＿＿＿＿＿实验日期＿＿＿＿＿＿＿＿＿＿第＿＿＿＿次实验
实验地点＿＿＿＿＿＿＿＿＿指导教师＿＿＿＿＿＿＿＿＿

【实验目的】

【实验材料】

【实验内容】

肾

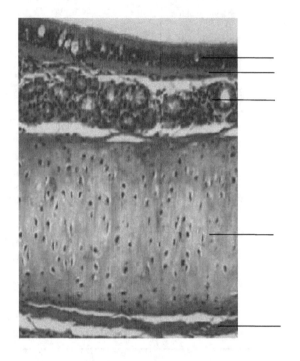

气管

成绩：

签名：

日期：

组织学实验报告

实验名称_____实验日期_____第_____次实验

实验地点_____指导教师_____

【实验目的】

【实验材料】

【实验内容】

睾丸

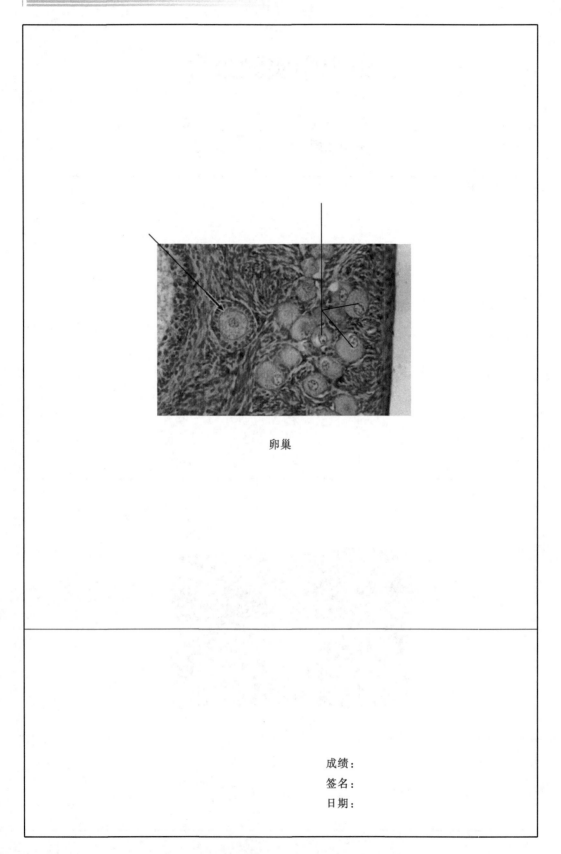

卵巢

成绩：

签名：

日期：